# CUCINA SANA E G
# LA FRIGGITRICE AD ARIA

*Esplora Deliziose Opzioni Vegane e Vegetariane per una Cucina Saporita*

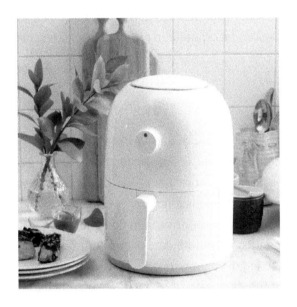

*irresistibili ricette    per la tua  friggitrice ad aria*

**Marina Maranza**

### *Note legali e disclaimer*

# SOMMARIO

# FRIGGITRICE AD ARIA

*Ricettario per gli amanti dell'alimentazione Vegana*

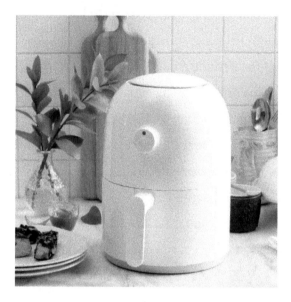

*Creazioni a base vegetale, croccanti alla perfezione*
*40 irresistibili ricette vegane per la tua    friggitrice ad aria*

**Marina Maranza**

Marina Maranza @ Copyright 2023

# Delizie di Cavolfiore alla Bufala

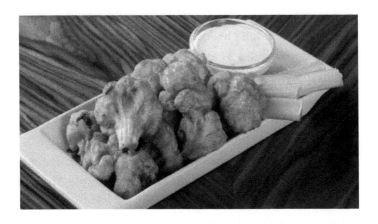

**Tempo di preparazione: 15 minuti**

**Porzioni: 4**

Ingredienti:

- 1 cavolfiore a testa media, tagliato a cimette di dimensioni ridotte
- 1 tazza di farina per tutti gli usi o farina di ceci (per una versione senza glutine)
- 1 tazza di latte non caseario (come latte di mandorla, soia o avena)
- 1 cucchiaino di aglio in polvere
- 1 cucchiaino di cipolla in polvere
- 1 cucchiaino di paprika affumicata
- 1/2 cucchiaino di sale
- 1/4 di cucchiaino di pepe nero
- 1 tazza di salsa piccante di bufala
- 2 cucchiai di burro vegano fuso o olio di cocco
- Olio d'oliva spray

Preparazione:

1.    Preriscaldare la friggitrice ad aria a 190 °C (375 °F).

2. In una ciotola, sbattere insieme la farina, il latte non caseario, l'aglio in polvere, la cipolla in polvere, la paprika affumicata, il sale e il pepe nero fino ad ottenere una pastella liscia.
3. Immergere ogni cimette di cavolfiore nella pastella, lasciando gocciolare la pastella in eccesso, e metterli su un piatto.
4. Ungere leggermente il cestello della friggitrice ad aria con olio d'oliva spray.
5. Disporre le cimette di cavolfiore pastellate in un unico strato nel cestello della friggitrice ad aria. Potrebbe essere necessario cuocerli in lotti a seconda delle dimensioni della friggitrice ad aria.
6. Cuocere le cimette di cavolfiore per 12-15 minuti, agitando il cestello a metà per garantire una cottura uniforme, fino a quando non saranno dorate e croccanti.
7. In una ciotola separata, sbattere insieme la salsa piccante di bufala e il burro vegano fuso o l'olio di cocco.
8. Una volta cotte le cimette di cavolfiore, trasferitele in una ciotola capiente e versatele sopra il composto di salsa di bufala. Mescolare delicatamente per rivestire uniformemente le cimette.
9. Riportare il cavolfiore al sugo nel cestello della friggitrice ad aria e cuocere per altri 3-4 minuti per fissare la salsa.
10. Servi i bocconcini di cavolfiore di bufala croccanti caldi, accompagnati dalla tua salsa vegana preferita.

Opzioni di modifica delle ricette:

1. Per un calcio in più, aggiungi un pizzico di pepe di Caienna alla pastella o alla salsa di bufala.
2. Personalizza il livello di piccantezza regolando la quantità di salsa piccante di bufala utilizzata.
3. Sperimenta diverse opzioni di latte non caseario per soddisfare le tue preferenze di gusto.
4. Servire i bocconcini di cavolfiore di bufalo con bastoncini di sedano e condimento ranch vegano per un abbinamento classico.

# Chips di zucchini con salsa vegana

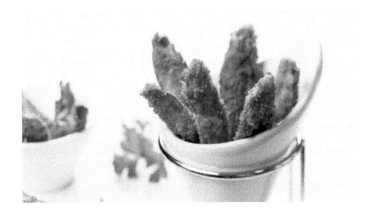

**Tempo di preparazione: 20 minuti**

**Porzioni: 4**

Ingredienti perle patatine fritte di zucchine:

- 2 zucchine medie, tagliate a strisce a forma di frittura
- 1 tazza di pane grattugiato (senza glutine se preferito)
- 1/2 tazza di farina per tutti gli usi o farina di ceci
- 1 cucchiaino di aglio in polvere
- 1 cucchiaino di cipolla in polvere
- 1/2 cucchiaino di paprika affumicata
- 1/2 cucchiaino di sale
- 1/4 di cucchiaino di pepe nero
- Olio d'oliva spray

Per la salsa vegana:

- 1/2 tazza di maionese vegana
- 1/4 tazza di latte non caseario (come latte di mandorla o di soia)
- 1 cucchiaino di aneto essiccato
- 1 cucchiaino di prezzemolo essiccato
- 1/2 cucchiaino di aglio in polvere
- 1/2 cucchiaino di cipolla in polvere

- 1/2 cucchiaino di aceto di mele
- Sale e pepe nero q.b.

Preparazione pero patatine fritte di zucchine:

1. Preriscaldare la friggitrice ad aria a 200 °C (400 °F).
2. In una ciotola, unire il pangrattato, l'aglio in polvere, la cipolla in polvere, la paprika affumicata, il sale e il pepe nero.
3. Mettere la farina normale o di ceci in una ciotola separata.
4. Immergere ogni striscia di zucchine nella farina, scuotendo l'eccesso, quindi immergerla nel composto di pangrattato, premendo delicatamente per far aderire le briciole.
5. Ungere leggermente il cestello della friggitrice ad aria con olio d'oliva spray.
6. Disporre le strisce di zucchine rivestite in un unico strato nel cestello della friggitrice ad aria, assicurandosi che non si tocchino.
7. Cuocere le patatine fritte di zucchine per 10-12 minuti, capovolgendole a metà, finché non saranno dorate e croccanti.
8. Togliere le patatine fritte di zucchine dalla friggitrice ad aria e lasciarle raffreddare leggermente prima di servire.

Per la salsa vegana:

1. In una ciotola, sbattere insieme la maionese vegana, il latte non caseario, l'aneto secco, il prezzemolo essiccato, l'aglio in polvere, la cipolla in polvere, l'aceto di sidro di mele, il sale e il pepe nero fino a che liscio.
2. Regolare il condimento a piacere.
3. Trasferire il tuffo in una ciotola da portata.

Opzioni di modifica delle ricette:

1. Aggiungere un pizzico di pepe di Caienna o paprika al composto di pangrattato per un pizzico di calore.
2. Personalizza il condimento della salsa vegana del ranch aggiungendo erba cipollina fresca o aglio tritato.
3. Prova diverse salse da immersione come marinara o aglio aioli per un tocco unico.

# Funghi ripieni di spinaci e carciofi

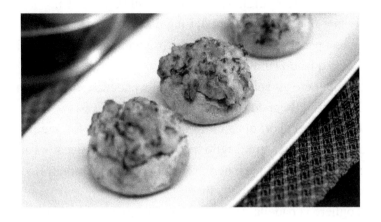

**Tempo di preparazione: 25 minuti**

**Porzioni: 4**

Ingredienti:

- 16 funghi con il gambo rimosso
- 1 tazza di spinaci congelati, scongelati e scolati
- 1/2 tazza di cuori di carciofo in scatola, tritati
- 1/2 tazza di crema di formaggio vegano
- 1/4 tazza di lievito alimentare
- 2 spicchi d'aglio, tritati
- 1/2 cucchiaino di basilico essiccato
- 1/2 cucchiaino di origano secco
- Sale e pepe nero q.b.
- Olio d'oliva per spazzolatura

Preparazione:

1.  Preriscaldare la friggitrice ad aria a 190 °C (375 °F).
2.  Tritare finemente i gambi di funghi riservati.
3.  In una padella a fuoco medio, soffriggere i gambi di funghi tritati fino a quando l'umidità evapora.
4.  Aggiungere gli spinaci scongelati alla padella e cuocere per altri 2-3 minuti, lasciando evaporare l'umidità in eccesso.
5.  Mescolare i cuori di carciofo tritati, la crema di formaggio vegana, il lievito alimentare, l'aglio tritato, il basilico essiccato, l'origano secco, il sale e il pepe nero. Cuocere per altri 2 minuti fino a quando non è ben amalgamato.
6.  Togliere la padella dal fuoco e lasciare raffreddare leggermente il composto.
7.  Versare delicatamente il composto di spinaci e carciofi nei tappi dei funghi, premendo leggermente verso il basso.
8.  Spennellare leggermente i funghi ripieni con olio d'oliva per favorire la doratura.
9.  Disporre i funghi ripieni in un unico strato nel cestello della friggitrice ad aria.
10. Cuocere i funghi ripieni per 10-12 minuti, fino a quando i funghi sono teneri e il ripieno è riscaldato.
11. Servire i funghi ripieni di spinaci e carciofi come antipasto o contorno delizioso.

Opzioni di modifica delle ricette:

1.  Aggiungi una manciata di formaggio grattugiato vegano sopra ogni fungo ripieno prima di friggere all'aria per un finale appiccicoso.
2.  Mescolare pomodori secchi o olive tritate al ripieno per un'esplosione di sapore in più.
3.  Guarnire i funghi ripieni con erbe fresche tritate, come prezzemolo o erba cipollina.

# Patate dolci Hash Browns

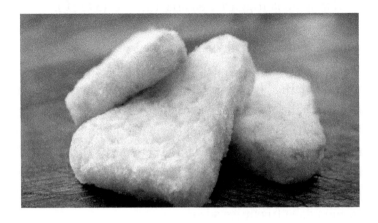

**Tempo di preparazione: 30 minuti**

**Porzioni: 4**

Ingredienti:

- 2 patate dolci grandi, sbucciate e grattugiate
- 1 cipolla piccola, tritata finemente
- 1/4 tazza di farina per tutti gli usi o farina di ceci (per una versione senza glutine)
- 1 cucchiaino di paprika affumicata
- 1/2 cucchiaino di aglio in polvere
- 1/2 cucchiaino di cipolla in polvere
- 1/2 cucchiaino di sale
- 1/4 di cucchiaino di pepe nero
- Olio d'oliva spray

Preparazione:

1. Preriscaldare la friggitrice ad aria a 190 °C (375 °F).
2. Mettere le patate dolci grattugiate in un canovaccio da cucina pulito e spremere l'umidità in eccesso.
3. In una ciotola capiente, unire le patate dolci grattugiate, la cipolla tritata, la farina, la paprika affumicata, l'aglio in polvere, la cipolla in polvere, il sale e il pepe nero. Mescolare bene per amalgamare.
4. Foderare il cestello della friggitrice ad aria con carta forno o utilizzare uno spray di olio d'oliva per evitare che si attacchi.
5. Prendete manciate di miscela di patate dolci e formatetele in polpette marroni. Disporre le polpette in un unico strato nel cestello della friggitrice ad aria.
6. Spruzzare leggermente gli hash browns con olio d'oliva per favorire la doratura.
7. Cuocere gli hash browns di patate dolci per 12-15 minuti, capovolgendoli a metà, fino a quando non saranno croccanti e dorati.
8. Servi gli hash browns caldi come un abbondante contorno della colazione o uno spuntino soddisfacente.

Opzioni di modifica delle ricette:

1. Aggiungi il formaggio vegano grattugiato nella miscela di patate dolci per un tocco appiccicoso e di formaggio.
2. Incorporare peperoni tritati finemente o jalapeños per aggiungere colore e sapore.
3. Servire gli hash browns con una cucchiaiata di panna acida vegana o un filo di salsa piccante.

# Sticks di mozzarella vegana

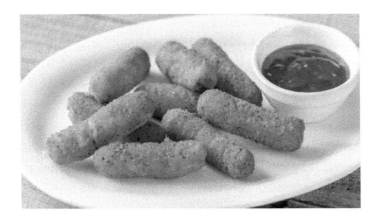

**Tempo di preparazione: 30 minuti (più tempo di congelamento)**

**Porzioni: 4**

Ingredienti:

- 8 bastoncini di mozzarella vegana, surgelati
- 1/2 tazza di farina per tutti gli usi
- 1/2 tazza di latte non caseario (come latte di mandorle, soia o avena)
- 1 tazza di pane grattugiato (senza glutine se preferito)
- 1 cucchiaino di origano secco
- 1 cucchiaino di basilico essiccato
- 1/2 cucchiaino di aglio in polvere
- 1/2 cucchiaino di cipolla in polvere
- 1/4 di cucchiaino di paprika affumicata
- Sale e pepe nero q.b.
- Olio d'oliva spray

Preparazione:

1. Preriscaldare la friggitrice ad aria a 190 °C (375 °F).
2. In una ciotola, unire il pangrattato, l'origano secco, il basilico essiccato, l'aglio in polvere, la cipolla in polvere, la paprika affumicata, il sale e il pepe nero.
3. Mettere la farina per tutti gli usi in una ciotola separata.
4. Sbattere il latte non caseario in una terza ciotola per creare un composto di immersione.
5. Arrotolare ogni bastoncino di mozzarella vegana congelata nella farina, quindi immergerlo nel latte non caseario e infine ricoprirlo con il composto di pangrattato. Premere delicatamente per far aderire il pangrattato.
6. Disporre i bastoncini di mozzarella ricoperti su un piatto e congelarli per circa 15-20 minuti per rassodare.
7. Ungere leggermente il cestello della friggitrice ad aria con olio d'oliva spray.
8. Disporre i bastoncini di mozzarella congelati in un unico strato nel cestello della friggitrice ad aria, facendo attenzione che non si tocchino.
9. Cuocere i bastoncini di mozzarella per 6-8 minuti, fino a quando non saranno dorati e il formaggio sarà sciolto.
10. Servi immediatamente i bastoncini di mozzarella vegani con la tua salsa marinara preferita o salsa di immersione.

Opzioni di modifica delle ricette:

1. Esaltare il sapore del composto di pangrattato con un pizzico di lievito alimentare o parmigiano vegano grattugiato.
2. Sperimenta con diverse salse da immersione come aioli all'aglio, ketchup piccante o ranch vegano.
3. Per un calcio in più, aggiungi un pizzico di pepe di cayenna al composto di pangrattato.

# Tacos di ceci affumicati croccanti

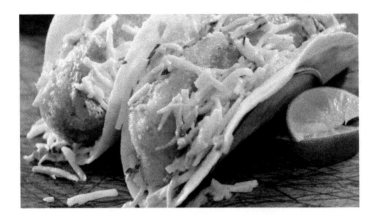

**Tempo di preparazione: 25 minuti**

**Porzioni: 4**

Ingredienti peri ceci croccanti:

- 2 lattine (15 oz ciascuna) di ceci, scolate, sciacquate e asciugate
- 1 cucchiaio di olio d'oliva
- 1 cucchiaino di paprika affumicata
- 1/2 cucchiaino di cumino macinato
- 1/2 cucchiaino di aglio in polvere
- 1/2 cucchiaino di cipolla in polvere
- 1/4 di cucchiaino di pepe di Caienna (regolare a piacere)
- Sale e pepe nero q.b.

Per i tacos:

- 8 piccole tortillas di tacos (mais o farina)
- 1 tazza di lattuga grattugiata
- 1 tazza di pomodori tagliati a dadini
- 1/2 tazza di cipolla rossa tagliata a dadini
- 1/2 tazza di coriandolo fresco tritato
- 1 avocado, tagliato a fette
- Spicchi di lime per servire

Preparazione per i Ceci croccanti:

1. Preriscaldare la friggitrice ad aria a 200 °C (400 °F).
2. In una ciotola, mescolare i ceci con olio d'oliva, paprika affumicata, cumino macinato, aglio in polvere, cipolla in polvere, pepe di Caienna, sale e pepe nero fino a quando non sono ben ricoperti.
3. Stendere i ceci stagionati in un unico strato nel cestello della friggitrice ad aria.
4. Cuocere i ceci per 15-18 minuti, agitando di tanto in tanto il cestello, finché non saranno dorati e croccanti. Tienili d'occhio per evitare di bruciare.

Per i tacos:

- Riscaldare le tortillas delle dimensioni di un taco secondo le istruzioni della confezione.
- Assemblare i tacos mettendo uno strato di lattuga grattugiata su ogni tortilla.
- Completare con una generosa pallina di ceci croccanti.
- Guarnire con pomodori tagliati a dadini, cipolla rossa tagliata a dadini, coriandolo tritato e avocado a fette.
- Spremere il succo di lime fresco sui condimenti
- Servite subito i croccanti tacos di ceci affumicati, accompagnati da spicchi di lime extra.

Opzioni di modifica delle ricette:

- Aggiungi una cucchiaiata di panna acida vegana o un filo di salsa tahini ai tacos per una cremosità.
- Ravviva ulteriormente i ceci con scaglie di peperoncino.
- Includi jalapeños sottaceto o salsa piccante per coloro che amano il calore extra.

# Spiedini di tofu Teriyaki

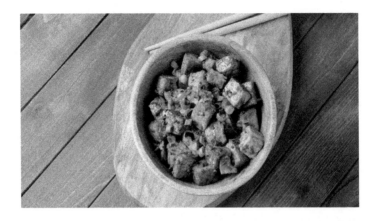

**Tempo di preparazione: 45 minuti (incluso il tempo di marinatura)**

**Porzioni: 4**

Ingredienti:

- 1 blocco (14 once) di tofu extra-duro, pressato e tagliato a cubetti
- 1/2 tazza di salsa teriyaki (acquistata in negozio o fatta in casa)
- 2 cucchiai di salsa di soia
- 2 cucchiai di sciroppo d'acero o nettare di agave
- 1 cucchiaio di aceto di riso
- 1 cucchiaino di zenzero fresco tritato
- 2 spicchi d'aglio, tritati
- 1 peperone, tagliato a tocchetti
- 1 cipolla rossa, tagliata a tocchetti
- 8 spiedini di legno, imbevuti d'acqua

Preparazione:

1.   In una ciotola, sbattere insieme la salsa teriyaki, la salsa di soia, lo sciroppo d'acero, l'aceto di riso, lo zenzero tritato e l'aglio tritato per creare la marinata.
2.   Mettere i cubetti di tofu in un piatto poco profondo e versare metà della marinata su di loro. Mescolare delicatamente per rivestire il tofu in modo uniforme. Lasciare marinare il tofu per almeno 30 minuti, o più a lungo per un migliore assorbimento del sapore.
3.   Preriscaldare la friggitrice ad aria a 190 °C (375 °F).
4.   Infilare i cubetti di tofu marinati, i pezzi di peperone e i pezzi di cipolla rossa sugli spiedini di legno imbevuti, alternando gli ingredienti.
5.   Ungere leggermente il cestello della friggitrice ad aria con olio per evitare che si attacchi.
6.   Disporre gli spiedini di tofu in un unico strato nel cestello della friggitrice ad aria.
7.   Cuocere gli spiedini di tofu per 15-18 minuti, girandoli a metà e spennellando con la marinata riservata di tanto in tanto. Il tofu dovrebbe essere dorato e leggermente caramellato.
8.   Servire gli spiedini di tofu teriyaki su riso cotto o noodles, spruzzando qualsiasi marinata rimanente sulla parte superiore.

Opzioni di modifica delle ricette:

1.   Incorporare pezzi di ananas o pomodorini tra il tofu e le verdure per aggiungere dolcezza e colore.
2.   Completare gli spiedini cotti con semi di sesamo tostati e cipolle verdi affettate.
3.   Servire gli spiedini di tofu teriyaki con un contorno di broccoli al vapore o bok choy saltato.

# Fette di melanzane mediterranee

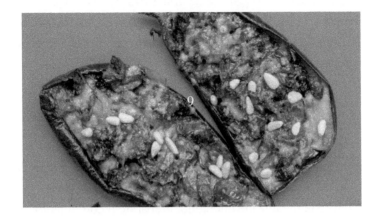

**Tempo di preparazione: 30 minuti**

**Porzioni: 4**

Ingredienti:

- 1 melanzana grande, tagliata a rondelle
- 1/4 tazza di olio d'oliva
- 2 spicchi d'aglio, tritati
- 1 cucchiaino di origano secco
- 1/2 cucchiaino di timo essiccato
- 1/2 cucchiaino di paprika affumicata
- Sale e pepe nero q.b.
- 1 tazza di pomodorini, tagliati a metà
- 1/2 tazza di olive nere affettate
- 1/4 tazza di prezzemolo fresco tritato
- Formaggio feta vegano (facoltativo)
- Spicchi di limone per servire

Preparazione:

1. Preriscaldare la friggitrice ad aria a 190 °C (375 °F).
2. In una ciotola, sbattere insieme l'olio d'oliva, l'aglio tritato, l'origano essiccato, il timo essiccato, la paprika affumicata, il sale e il pepe nero.
3. Spennellare entrambi i lati delle fette di melanzana con il composto di olio d'oliva.
4. Mettere le fette di melanzana in un unico strato nel cestello della friggitrice ad aria.
5. Cuocere le fette di melanzana per 8-10 minuti su ciascun lato, fino a quando non sono teneri e hanno una tonalità dorata.
6. Mentre le melanzane cuociono, preparate il condimento mediterraneo. In una ciotola, unire i pomodorini, le olive Kalamata affettate e il prezzemolo fresco tritato.
7. Una volta che le fette di melanzane sono cotte, trasferirle su un piatto da portata.
8. Guarnire ogni fetta di melanzana con il composto mediterraneo.
9. Facoltativamente, sbriciolare il formaggio feta vegano sulle fette di melanzana per una maggiore cremosità e sapidità.
10. Servire le fette di melanzane mediterranee con spicchi di limone sul lato per una sferzata di sapore di agrumi.

Opzioni di modifica delle ricette:

1. Cospargere la glassa balsamica sulle fette di melanzana mediterranea per un tocco dolce e piccante.
2. Aggiungere la cipolla rossa tritata finemente alla miscela di pomodoro e olive per un sapore extra e croccantezza.
1. Servire le fette di melanzane come antipasto leggero o insieme a un'insalata di quinoa o couscous.

# BBQ Jackfruit Sliders

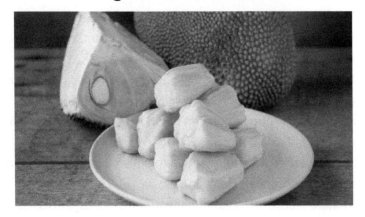

**Tempo di preparazione: 40 minuti**

**Porzioni: 4 (circa 8 pezzi)**

Ingredienti pero BBQ Jackfruit:

- 2 lattine (20 oz ciascuna) di jackfruit verdi in acqua o salamoia
- 1/2 tazza di salsa barbecue (acquistata in negozio o fatta in casa)
- 1 cucchiaio di concentrato di pomodoro
- 1 cucchiaio di salsa di soia
- 1 cucchiaio di sciroppo d'acero o nettare di agave
- 1 cucchiaino di paprika affumicata
- 1/2 cucchiaino di aglio in polvere
- 1/2 cucchiaino di cipolla in polvere
- 1/4 di cucchiaino di cumino macinato
- Sale e pepe nero q.b.

Per i panini:

- 8 panini
- Insalata di cavolo
- Cipolla rossa affettata
- Sottaceti
- Maionese vegana (opzionale)

Preparazione pero BBQ Jackfruit:

1.  Preriscaldare la friggitrice ad aria a 190 °C (375 °F).
2.  Usa le mani per distruggere i pezzi di jackfruit, rimuovendo eventuali semi o parti dure.
3.  In una ciotola, sbattere insieme la salsa barbecue, il concentrato di pomodoro, la salsa di soia, lo sciroppo d'acero, la paprika affumicata, l'aglio in polvere, la cipolla in polvere, il cumino macinato, il sale e il pepe nero per creare la salsa barbecue.
4.  Aggiungere il jackfruit grattugiato nella ciotola e mescolare per ricoprirlo accuratamente con la salsa.
5.  Mettere il jackfruit condito nel cestello della friggitrice ad aria.
6.  Cuocere il jackfruit BBQ per 15-18 minuti, mescolando di tanto in tanto, fino a quando il jackfruit è riscaldato e leggermente croccante.

Per i panini:

1.  Tagliare i panini a metà.
2.  Tostare i panini nella friggitrice ad aria per 1-2 minuti fino a quando non sono leggermente dorati.
3.  Assemblare i panini posizionando una generosa quantità di jackfruit BBQ sulla metà inferiore di ogni panino.
4.  Guarnire con insalata di cavolo, cipolla rossa affettata e sottaceti.
5.  Opzionalmente, spalmare la maionese vegana sulla metà superiore dei panini prima di posizionarli sopra i cursori.
6.  Fissare i cursori con stuzzicadenti e servirli

Opzioni di modifica delle ricette:

1.  Mescolare un po 'di fumo liquido nella salsa barbecue per un sapore più affumicato.
2.  Aggiungi un tocco di salsa piccante o peperoncino schiacciato alla miscela di jackfruit per un calore extra.
3.  Servire i cursori con un contorno di patatine fritte dolci o una semplice insalata verde.

# Crocchette di tofu al cocco

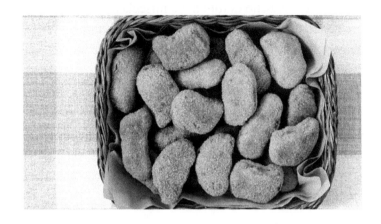

**Tempo di preparazione: 35 minuti**

**Porzioni: 4**

Ingredienti:

- 1 blocco (14 once) di tofu extra-duro, pressato e tagliato a cubetti
- 1/2 tazza di latte di cocco in scatola
- 1 tazza di cocco triturato (non zuccherato)
- 1/2 tazza di pane grattugiato (senza glutine se preferito)
- 1 cucchiaino di aglio in polvere
- 1 cucchiaino di cipolla in polvere
- 1/2 cucchiaino di paprika affumicata
- 1/2 cucchiaino di sale
- Olio d'oliva spray

Preparazione:

1. Preriscaldare la friggitrice ad aria a 190 °C (375 °F).
2. In una ciotola, versare il latte di cocco e mettere da parte.
3. In una ciotola separata, unire la noce di cocco grattugiata, il pangrattato, l'aglio in polvere, la cipolla in polvere, la paprika affumicata e il sale.

4.  Immergere ogni cubetto di tofu nel latte di cocco, lasciando gocciolare l'eccesso.
5.  Arrotolare il cubetto di tofu nella miscela di pangrattato di cocco, premendo delicatamente per far aderire il rivestimento.
6.  Ungere leggermente il cestello della friggitrice ad aria con olio d'oliva spray.
7.  Disporre i cubetti di tofu rivestiti in un unico strato nel cestello della friggitrice ad aria.
8.  Cuocere le pepite di tofu per 12-15 minuti, girandole a metà, fino a quando non saranno croccanti e dorate.
9.  Servi le pepite di tofu al cocco croccanti calde, con la tua salsa di immersione preferita.

Opzioni di modifica delle ricette:

1.  Aggiungi un pizzico di curry in polvere o zenzero macinato alla miscela di pangrattato di cocco per un tocco esotico.
2.  Crea una salsa di immersione mescolando il latte di cocco con un po 'di succo di lime e nettare di agave per la dolcezza.
   *  Servire le pepite su un letto di verdure miste con una vinaigrette di agrumi per un'insalata rinfrescante.

# Spicchi di avocado fritti

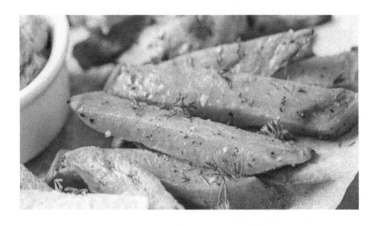

**Tempo di preparazione: 20 minuti**

**Porzioni: 4**

Ingredienti:

- 2 avocado maturi, denocciolati e tagliati a spicchi
- 1/2 tazza di farina per tutti gli usi
- 1/2 cucchiaino di aglio in polvere
- 1/2 cucchiaino di paprika affumicata
- 1/4 di cucchiaino di pepe di Caienna (regolare a piacere)
- 2 uova di lino (2 cucchiai di semi di lino macinati mescolati con 5 cucchiai di acqua)
- 1 tazza di pane grattugiato (senza glutine se preferito)
- Sale e pepe nero q.b.
- Olio d'oliva spray

Preparazione:

1. Preriscaldare la friggitrice ad aria a 190 °C (375 °F).
2. In una ciotola, sbattere insieme la farina per tutti gli usi, l'aglio in polvere, la paprika affumicata e il pepe di Caienna.
3. In una ciotola separata, preparare le uova di lino mescolando semi di lino macinati e acqua. Lasciare riposare per alcuni minuti fino a quando non si addensa.
4. Immergere ogni spicchio di avocado nella miscela di farina, scuotendo l'eccesso, quindi immergerlo nel composto di uova di lino e infine ricoprirlo con il pangrattato. Premere delicatamente per far aderire il rivestimento.
5. Ungere leggermente il cestello della friggitrice ad aria con olio d'oliva spray.
6. Disporre gli spicchi di avocado ricoperti in un unico strato nel cestello della friggitrice ad aria.
7. Cuocere gli spicchi di avocado per 8-10 minuti, girandoli a metà, finché non saranno dorati e croccanti.
8. Cospargere gli spicchi di avocado con sale e pepe nero subito dopo la cottura.
9. Servite gli spicchi di avocado fritti all'aria caldi, con una salsa di immersione a vostra scelta.

Opzioni di modifica delle ricette:

1. Crea una salsa cremosa mescolando l'avocado maturo con succo di lime, yogurt non caseario e un tocco di aglio.
2. Aggiungere un pizzico di peperoncino in polvere al pangrattato per un pizzico di piccantezza.
3. Servire gli spicchi di avocado con un lato di salsa fresca o chutney di mango per un'esplosione di sapore.

# Polpette vegane

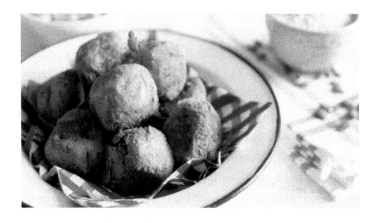

**Tempo di preparazione: 40 minuti**

**Porzioni: 4 (circa 16 polpette)**

Ingredienti:

- 1 lattina (15 once) lenticchie cotte, scolate e sciacquate
- 1 tazza di pangrattato (senza glutine se si preferisce)
- 1/2 tazza di cipolla tritata finemente
- 1/4 tazza di prezzemolo fresco tritato
- 2 spicchi d'aglio, tritati
- 1 cucchiaino di origano secco
- 1 cucchiaino di basilico essiccato
- 1/2 cucchiaino di paprika affumicata
- 1/2 cucchiaino di semi di finocchio (facoltativo)
- 1/4 di cucchiaino di fiocchi di peperoncino rosso (regolare a piacere)
- 2 cucchiai di concentrato di pomodoro
- 2 cucchiai di salsa di soia
- Sale e pepe nero q.b.
- Olio d'oliva spray

Preparazione:

1. Preriscaldare la friggitrice ad aria a 190 °C (375 °F).
2. In una ciotola capiente, unire le lenticchie cotte, il pangrattato, la cipolla tritata, il prezzemolo tritato, l'aglio tritato, l'origano secco, il basilico essiccato, la paprika affumicata, i semi di finocchio (se si utilizza) e i fiocchi di peperoncino.
3. In una piccola ciotola, sbattere insieme il concentrato di pomodoro e la salsa di soia fino a quando non sono ben amalgamati.
4. Versare il composto di concentrato di pomodoro sul composto di lenticchie nella ciotola capiente.
5. Mescolare accuratamente tutti gli ingredienti, usando le mani se necessario, fino a formare un composto coeso.
6. Formare piccoli tondi delle dimensioni di una polpetta.
7. Ungere leggermente il cestello della friggitrice ad aria con olio d'oliva spray.
8. Disporre le polpette senza carne in un unico strato nel cestello della friggitrice ad aria.
9. Cuocere le polpette per 15-18 minuti, girandole a metà, finché non saranno dorate e cotte.
10. Servi le polpette vegane senza carne con la tua salsa marinara preferita, sopra la pasta o in un panino sub.


Opzioni di modifica delle ricette:

1. Aggiungi parmigiano vegano grattugiato o lievito alimentare alla miscela di polpette per un sapore extra.
2. Sperimenta con diverse erbe e spezie, come rosmarino o salvia, per personalizzare il profilo aromatico.
3. Servire le polpette su un letto di spaghetti di zucchine o accanto a un'insalata di quinoa per un pasto a tutto tondo.

# Broccoli al sesamo

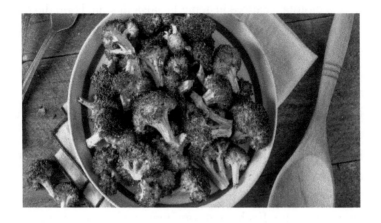

**Tempo di preparazione: 20 minuti**

**Porzioni: 4**

Ingredienti:

- 1 grande cespo di broccoli, tagliato a cimette
- 2 cucchiai di salsa di soia
- 1 cucchiaio di olio di sesamo
- 1 cucchiaio di aceto di riso
- 1 cucchiaio di sciroppo d'acero o nettare di agave
- 1 cucchiaino di zenzero fresco tritato
- 1 cucchiaino di semi di sesamo
- 1/2 cucchiaino di aglio in polvere
- Olio d'oliva spray

Preparazione:

1.  Preriscaldare la friggitrice ad aria a 190 °C (375 °F).
2.  In una ciotola, sbattere insieme la salsa di soia, l'olio di sesamo, l'aceto di riso, lo sciroppo d'acero, lo zenzero tritato, i semi di sesamo e l'aglio in polvere per creare la marinata.
3.  Mettere le cimette di broccoli nella marinata e mescolare per ricoprirle accuratamente.
4.  Ungere leggermente il cestello della friggitrice ad aria con olio d'oliva spray.
5.  Disporre le cimette di broccoli marinate in un unico strato nel cestello della friggitrice ad aria.
6.  Cuocere le cimette di broccoli per 8-10 minuti, agitando di tanto in tanto il cestello, finché non sono tenere e leggermente croccanti.
7.  Servire le cimette di sesamo calde, guarnite con ulteriori semi di sesamo se lo si desidera.

Opzioni di modifica delle ricette:

1.  Aggiungere un pizzico di scaglie di peperoncino rosso alla marinata per un pizzico di piccantezza.
2.  Mescolare in cipolle verdi affettate sottili o coriandolo fresco tritato prima di servire per una maggiore freschezza e colore.
3.  Servire le cimette di broccoli di sesamo su un letto di riso integrale al vapore o quinoa per un pasto sano.

# Bistecche di cavolfiore al curry

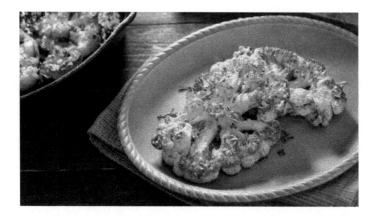

**Preparation Time: 30 minutes**

**Servings: 4**

Ingredients:

- 1 large head of cauliflower
- 2 tablespoons olive oil
- 1 tablespoon curry powder
- 1 teaspoon ground cumin
- 1/2 teaspoon ground turmeric
- 1/2 teaspoon ground coriander
- 1/4 teaspoon cayenne pepper (adjust to taste)
- Salt and black pepper to taste
- Fresh lemon juice for serving
- Chopped fresh cilantro for garnish

Preparation:

1. Preheat the air fryer to 375°F (190°C).
2. Remove the outer leaves of the cauliflower and trim the stem, leaving the core intact.
3. Carefully slice the cauliflower into 1-inch thick "steaks."
4. In a bowl, whisk together the olive oil, curry powder, ground cumin, ground turmeric, ground coriander, cayenne pepper, salt, and black pepper.
5. Brush both sides of each cauliflower steak with the curry mixture, making sure to coat them evenly.
6. Lightly grease the air fryer basket with olive oil spray.
7. Arrange the curry-coated cauliflower steaks in a single layer in the air fryer basket.
8. Cook the cauliflower steaks for 15-18 minutes, turning them halfway through, until they are tender and golden.
9. Squeeze fresh lemon juice over the cauliflower steaks before serving.
10. Garnish with chopped fresh cilantro for added freshness and flavor.

Recipe Editing Options:

- Create a yogurt-based curry sauce by blending non-dairy yogurt with a touch of curry powder and a splash of lemon juice.
- Roast some chickpeas in the air fryer and serve them alongside the curried cauliflower steaks for added protein.
- Serve the cauliflower steaks on a bed of quinoa or couscous, drizzled with tahini dressing.

# Cavoletti di Bruxelles glassati e speziati

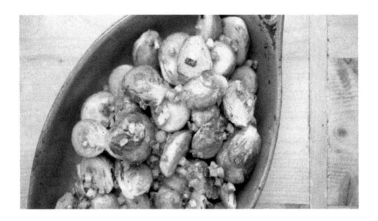

**Tempo di preparazione: 25 minuti**

**Porzioni: 4**

Ingredienti:

- 1 libbra di cavoletti di Bruxelles, tagliati e tagliati a metà
- 2 cucchiai di sciroppo d'acero
- 1 cucchiaio di salsa di soia
- 1 cucchiaio di olio d'oliva
- 1 cucchiaino di salsa sriracha (regolare a piacere)
- 1/2 cucchiaino di aglio in polvere
- 1/2 cucchiaino di paprika affumicata
- Sale e pepe nero q.b.

Preparazione:

1.  Preriscaldare la friggitrice ad aria a 190 °C (375 °F).
2.  In una ciotola, sbattere insieme lo sciroppo d'acero, la salsa di soia, l'olio d'oliva, la salsa sriracha, l'aglio in polvere, la paprika affumicata, il sale e il pepe nero per creare la glassa.
3.  Mettere i cavoletti di Bruxelles tagliati a metà nella glassa e mescolarli per rivestirli accuratamente.
4.  Ungere leggermente il cestello della friggitrice ad aria con olio d'oliva spray.
5.  Disporre i cavoletti di Bruxelles glassati in un unico strato nel cestello della friggitrice ad aria.
6.  Cuocere i cavoletti di Bruxelles per 12-15 minuti, scuotendo di tanto in tanto il cestello, finché non sono teneri e caramellati.
7.  Servire i cavoletti di Bruxelles glassati d'acero dolci e speziati caldi come contorno saporito.

Opzioni di modifica delle ricette:

1.  Aggiungere una spolverata di scaglie di peperoncino tritato per un calore extra.
2.  Incorporare noci tostate tritate, come noci pecan o mandorle, per aggiungere croccantezza e sapore.
3.  Servire i cavoletti di Bruxelles su un letto di verdure miste con una vinaigrette balsamica piccante per un'insalata sostanziosa.

# Chips di Okra stagionate

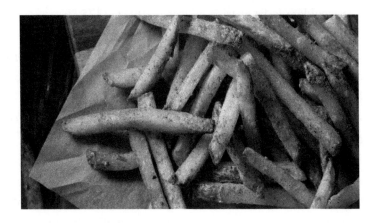

**Tempo di preparazione: 30 minuti**

**Porzioni: 4**

Ingredienti:

- 1 chilo di okra, fresco, lavato e affettato a rondelle sottili
- 2 cucchiai di olio d'oliva
- 1 cucchiaino di condimento Cajun (acquistato in negozio o fatto in casa)
- 1/2 cucchiaino di aglio in polvere
- 1/2 cucchiaino di cipolla in polvere
- 1/4 di cucchiaino di paprika affumicata
- 1/4 di cucchiaino di pepe di Caienna (regolare a piacere)
- Sale e pepe nero q.b.

Preparazione:

1.	Preriscaldare la friggitrice ad aria a 190 °C (375 °F).
2.	In una ciotola, mescolare l'okra affettato con olio d'oliva, condimento Cajun, aglio in polvere, cipolla in polvere, paprika affumicata, pepe di Caienna, sale e pepe nero fino a quando non è ben ricoperto.
3.	Ungere leggermente il cestello della friggitrice ad aria con olio d'oliva spray.
4.	Disporre le fette di okra condite in un unico strato nel cestello della friggitrice ad aria.
5.	Cuocere le chips di okra per 10-12 minuti, scuotendo di tanto in tanto il cestello, finché non saranno croccanti e dorate.
6.	Servire le patatine di okra condite Cajun calde come spuntino piccante e saporito.

Opzioni di modifica delle ricette:

1.	Aggiungere una spremuta di succo di limone fresco o lime sulle chips di okra prima di servire per una sferzata di acidità.
2.	Crea una salsa di immersione mescolando maionese vegana con un tocco di condimento Cajun e un pizzico di salsa piccante.
3.	Servi le patatine di okra come condimento croccante per insalate o come contorno insieme a jambalaya vegano o gumbo.

L'Okra è una pianta che cresce in climi tropicali, quindi a temperature superiori ai venti gradi. Viene coltivata principalmente in Africa e in Brasile.

# Spicchi di patate all'aglio e rosmarino

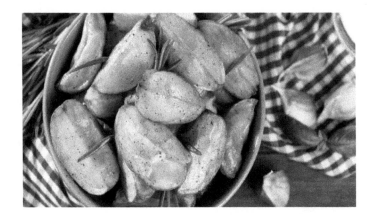

**Tempo di preparazione: 40 minuti**

**Porzioni: 4**

Ingredienti:

- 4 patate ruggine grandi, strofinate e tagliate a spicchi
- 2 cucchiai di olio d'oliva
- 2 spicchi d'aglio, tritati
- 1 cucchiaio di rosmarino fresco tritato
- 1/2 cucchiaino di aglio in polvere
- 1/2 cucchiaino di cipolla in polvere
- Sale e pepe nero q.b.

Preparazione:

1. Preriscaldare la friggitrice ad aria a 190 °C (375 °F).
2. In una ciotola, gettare gli spicchi di patate con olio d'oliva, aglio tritato, rosmarino tritato, aglio in polvere, cipolla in polvere, sale e pepe nero fino a quando non sono ben ricoperti.
3. Ungere leggermente il cestello della friggitrice ad aria con olio d'oliva spray.
4. Disporre gli spicchi di patate conditi in un unico strato nel cestello della friggitrice ad aria.
5. Cuocere gli spicchi di patate per 25-30 minuti, scuotendo di tanto in tanto il cestello, finché non saranno dorati e croccanti all'esterno e teneri all'interno.
6. Servire gli spicchi di patate all'aglio rosmarino caldi come contorno profumato e saporito.

Opzioni di modifica delle ricette:

1. Grattugiare un po 'di parmigiano vegano sugli spicchi di patate subito dopo la cottura per aggiungere ricchezza e sapore umami.
2. Crea una salsa di immersione mescolando lo yogurt vegano con aneto fresco tritato e una spremuta di succo di limone.
3. Servi gli spicchi di patate insieme a un hamburger vegano o un panino per un pasto soddisfacente.

# Polpettine di Felafel croccanti

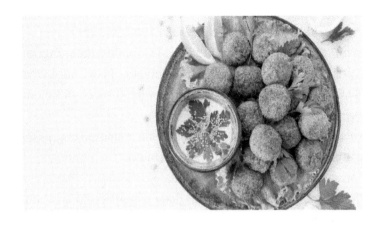

**Tempo di preparazione: 30 minuti**

**Porzioni: 4**

Ingredienti:

- 2 lattine (15 oz ciascuna) di ceci, scolate e sciacquate
- 1 cipolla piccola, tritata
- 3 spicchi d'aglio, tritati
- 1/4 tazza di prezzemolo fresco tritato
- 1 cucchiaino di cumino macinato
- 1 cucchiaino di coriandolo macinato
- 1/2 cucchiaino di curcuma macinata
- 1/4 di cucchiaino di pepe di Caienna (regolare a piacere)
- 1 cucchiaio di succo di limone
- 2 cucchiai di farina di ceci o farina per tutti gli usi
- Sale e pepe nero q.b.
- Olio d'oliva spray

Preparazione:

1.  Preriscaldare la friggitrice ad aria a 190 °C (375 °F).
2.  In un robot da cucina, unire i ceci, la cipolla tritata, l'aglio tritato, il prezzemolo fresco, il cumino macinato, il coriandolo macinato, la curcuma macinata, il pepe di Caienna, il succo di limone, la farina di ceci, il sale e il pepe nero.
3.  Pulsare il composto fino a formare una consistenza grossolana che si attacca insieme quando viene premuto.
4.  Formare piccoli bocconcini di falafel.
5.  Ungere leggermente il cestello della friggitrice ad aria con olio d'oliva spray.
6.  Disporre i morsi di falafel in un unico strato nel cestello della friggitrice ad aria.
7.  Cuocere i bocconcini di falafel per 12-15 minuti, girandoli a metà, finché non saranno dorati e croccanti.
8.  Servi i bocconcini di falafel croccanti caldi, con la tua salsa tahini preferita o hummus per immergere.

Opzioni di modifica delle ricette:

1.  Aggiungi una manciata di spinaci o coriandolo fresco alla miscela di falafel per aggiungere colore e freschezza.
2.  Crea una salsa piccante di cetrioli e yogurt mescolando cetriolo grattugiato, yogurt non caseario, aglio tritato e un pizzico di aneto.
3.  Servire i bocconcini di falafel in tasche pita con lattuga grattugiata, pomodori a cubetti e cipolla rossa affettata per un classico panino con falafel.

# Chips di mela alla cannella

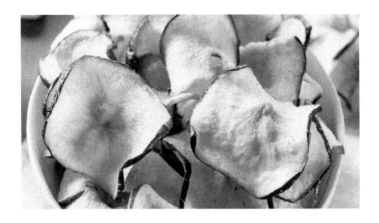

**Tempo di preparazione: 2 ore**

**Porzioni: 4**

Ingredienti:

- 2 mele grandi (come Granny Smith o Honeycrisp)
- 1 cucchiaio di succo di limone
- 1 cucchiaino di cannella in polvere
- 1 cucchiaio di zucchero semolato o zucchero di cocco

Preparazione:

1. Preriscaldare la friggitrice ad aria a 80 °C (175 °F).
2. Affettare le mele molto sottilmente, circa 1/8 di pollice di spessore, usando una mandolina o un coltello affilato. Rimuovere i semi e il nucleo.
3. In una ciotola, gettare le fette di mela con succo di limone per evitare la doratura.
4. In una ciotola separata, unire la cannella in polvere e lo zucchero semolato.
5. Ungere leggermente i vassoi della friggitrice ad aria con olio d'oliva spray o utilizzare carta forno per evitare che si attacchino.
6. Disporre le fette di mela in un unico strato sulle vaschette della friggitrice ad aria.
7. Cospargere la miscela di zucchero alla cannella sulle fette di mela.
8. Friggere all'aria le fette di mela a 175 ° F (80 ° C) per 1 a 1,5 ore, capovolgendoli ogni 15-20 minuti, fino a quando non sono asciutti e croccanti. Il tempo può variare a seconda dello spessore delle fette e del modello di friggitrice ad aria.
9. Togliere le chips di mele dalla friggitrice ad aria e lasciarle raffreddare completamente prima di servire. Continueranno a croccarsi mentre si raffreddano.

Opzioni di modifica delle ricette:

1. Cospargere un tocco di noce moscata o cardamomo insieme allo zucchero alla cannella per un calore e un sapore extra.
2. Immergere le chips di mela nel cioccolato fondente fuso e lasciarle preparare per una deliziosa sorpresa.
3. Servire le scaglie di mela zucchero alla cannella con un contorno di salsa vegana al caramello per l'immersione.

# Torte di granchio vegane

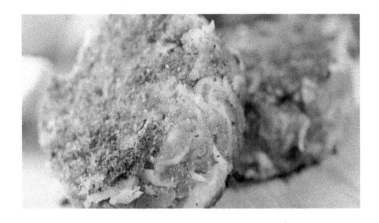

**Tempo di preparazione: 40 minuti**

**Porzioni: 4 (8 torte di granchio)**

Ingredienti:

- 2 lattine (15 oz ciascuna) cuori di palma, scolati e tritati finemente
- 1/2 tazza di peperone rosso tagliato a dadini
- 1/4 tazza di sedano tagliato a dadini
- 1/4 tazza di cipolla rossa tagliata a dadini
- 1/4 tazza di prezzemolo fresco tritato
- 1/4 tazza di maionese vegana
- 2 cucchiai di senape di Digione
- 1 cucchiaio di succo di limone
- 1 cucchiaino di condimento Old Bay (o un mix di paprika, sale di sedano, pepe nero e pepe di Caienna)
- 1/2 cucchiaino di aglio in polvere
- 1/2 cucchiaino di cipolla in polvere
- Sale e pepe nero q.b.
- 1 tazza di pangrattato (senza glutine se si preferisce)
- Olio d'oliva spray

Preparazione:

1. Preriscaldare la friggitrice ad aria a 190 °C (375 °F).
2. In una grande ciotola, unire i cuori di palma tritati finemente, il peperone rosso tagliato a dadini, il sedano a dadini, la cipolla rossa a dadini, il prezzemolo tritato, la maionese vegana, la senape di Digione, il succo di limone, il condimento Old Bay, l'aglio in polvere, la cipolla in polvere, il sale e il pepe nero.
3. Incorporare delicatamente il pangrattato fino a quando il composto è ben amalgamato e si tiene insieme.
4. Formare 8 polpette di torta di granchio.
5. Ungere leggermente il cestello della friggitrice ad aria con olio d'oliva spray.
6. Disporre le torte di granchio in un unico strato nel cestello della friggitrice ad aria.
7. Cuocere le torte di granchio per 15-18 minuti, girandole a metà, finché non saranno dorate e croccanti.
8. Servi le torte di granchio vegane calde, con una spremuta di succo di limone fresco e la tua salsa preferita.

Opzioni di modifica delle ricette:

1. Aggiungi un tocco di polvere di alghe o fiocchi di nori alla miscela di torta di granchio per un sottile sapore simile ai frutti di mare.
2. Crea una salsa tartara cremosa mescolando maionese vegana, sottaceti tritati, capperi, succo di limone e aneto fresco.
3. Servire le torte di granchio su un letto di verdure miste con una vinaigrette piccante per un pasto leggero e rinfrescante.

# Peperoni ripieni con quinoa e fagioli neri

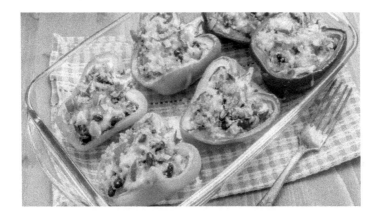

**Tempo di preparazione: 50 minuti**

**Porzioni: 4**

Ingredienti:

- 4 peperoni grandi (di qualsiasi colore), cime tagliate e semi rimossi
- 1 tazza di quinoa, sciacquata
- 2 tazze di brodo vegetale o acqua
- 1 lattina (15 once) fagioli neri, scolati e sciacquati
- 1 tazza di chicchi di mais (freschi, congelati o in scatola)
- 1 tazza di pomodori tagliati a dadini (in scatola o freschi)
- 1/2 tazza di cipolla rossa tagliata a dadini
- 1/4 tazza di coriandolo fresco tritato
- 1 cucchiaino di cumino macinato
- 1/2 cucchiaino di peperoncino in polvere
- 1/2 cucchiaino di aglio in polvere
- Sale e pepe nero q.b.
- 1 tazza di formaggio grattugiato vegano (facoltativo)
- Olio d'oliva spray

Preparazione:

1. Preriscaldare la friggitrice ad aria a 190 °C (375 °F).
2. In una casseruola media, portare a ebollizione il brodo vegetale (o l'acqua). Aggiungere la quinoa, ridurre la fiamma al minimo, coprire e lasciare cuocere a fuoco lento per circa 15-20 minuti, o fino a quando la quinoa è cotta e il liquido viene assorbito. Fluff la quinoa con una forchetta e mettere da parte.
3. In una grande ciotola, unire la quinoa cotta, i fagioli neri, i chicchi di mais, i pomodori tagliati a dadini, la cipolla rossa tagliata a dadini, il coriandolo tritato, il cumino macinato, il peperoncino in polvere, l'aglio in polvere, il sale e il pepe nero. Mescolare bene.
4. Ungere leggermente il cestello della friggitrice ad aria con olio d'oliva spray.
5. Farcire ogni peperone con il composto di quinoa e fagioli neri, premendo delicatamente per imballarlo.
6. Mettere i peperoni ripieni nel cestello della friggitrice ad aria.
7. Cuocere i peperoni ripieni per 20-25 minuti, fino a quando i peperoni sono teneri e il ripieno è riscaldato.
8. Se si utilizza, cospargere di formaggio vegano grattugiato sulla parte superiore di ogni peperone ripieno durante gli ultimi 5 minuti di cottura e cuocere fino a quando non si scioglie.
9. Rimuovere con cura i peperoni ripieni dalla friggitrice ad aria usando le pinze.
10. Servire i peperoni ripieni caldi, guarniti con coriandolo tritato extra.

Opzioni di modifica delle ricette:

1. Cospargere una cucchiaiata di panna acida vegana o salsa tahini sui peperoni ripieni per una maggiore cremosità.
2. Includere spinaci tritati o cavoli nella miscela di quinoa per una dose extra di verdure.
3. Servire i peperoni ripieni con un contorno di salsa o fette di avocado per una sferzata di sapore.

# Hamburger di funghi Portobello Teriyaki

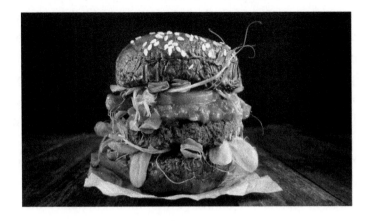

**Tempo di preparazione: 40 minuti**

**Porzioni: 4**

Ingredienti:

- 4 grandi tappi di funghi portobello, steli rimossi
- 1/2 tazza di salsa teriyaki (acquistata in negozio o fatta in casa)
- 2 cucchiai di olio d'oliva
- 1 cucchiaio di aceto balsamico
- 2 spicchi d'aglio, tritati
- 1 cucchiaino di zenzero fresco tritato
- 1 cucchiaio di semi di sesamo
- 4 panini integrali per hamburger
- Lattuga, fette di pomodoro e fette di cipolla per guarnire

Preparazione:

1. Preriscaldare la friggitrice ad aria a 190 °C (375 °F).
2. In una ciotola, sbattere insieme la salsa teriyaki, l'olio d'oliva, l'aceto balsamico, l'aglio tritato, lo zenzero tritato e i semi di sesamo.
3. Spennellare entrambi i lati dei tappi di funghi portobello con la marinata teriyaki, lasciandoli in ammollo per alcuni minuti.
4. Ungere leggermente il cestello della friggitrice ad aria con olio d'oliva spray.
5. Disporre i tappi di funghi portobello marinati in un unico strato nel cestello della friggitrice ad aria.
6. Cuocere i tappi di funghi per 10-12 minuti, girandoli a metà, finché non saranno teneri e caramellati.
7. Mentre i funghi cuociono, tostare leggermente i panini per hamburger nella friggitrice ad aria per 1-2 minuti.
8. Assemblare gli hamburger di funghi portobello teriyaki posizionando una foglia di lattuga sulla metà inferiore di ogni panino, seguita da un tappo di funghi, fette di pomodoro e fette di cipolla.
9. Posizionare la metà superiore del panino sopra e fissare con uno stuzzicadenti, se necessario.
10. Servi gli hamburger di funghi teriyaki portobello con i tuoi contorni preferiti.

Opzioni di modifica delle ricette:

1. Aggiungi l'ananas affettato all'hamburger per un tocco tropicale e una dolcezza extra.
2. Mescola un po 'di salsa Sriracha nella maionese vegana per una maionese piccante spalmata sui panini.
3. Servire gli hamburger con un contorno di patatine fritte dolci o uno slaw croccante di ispirazione asiatica.

# Strisce di Tempeh croccanti

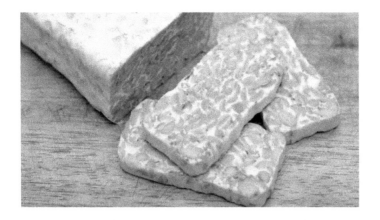

**Tempo di preparazione: 40 minuti**

**Porzioni: 4**

Ingredienti:

- 1 blocco (8 once) di tempeh, tagliato a strisce sottili
- 1/4 tazza di salsa di soia o tamari
- 2 cucchiai di aceto di mele
- 1 cucchiaio di sciroppo d'acero o nettare di agave
- 1 cucchiaino di paprika affumicata
- 1/2 cucchiaino di aglio in polvere
- 1/2 cucchiaino di cipolla in polvere
- 1/4 di cucchiaino di pepe nero
- 1 tazza di pangrattato (senza glutine se si preferisce)
- Olio d'oliva spray

Preparazione:

1. Preriscaldare la friggitrice ad aria a 190 °C (375 °F).
2. In una ciotola, sbattere insieme la salsa di soia, l'aceto di sidro di mele, lo sciroppo d'acero, la paprika affumicata, l'aglio in polvere, la cipolla in polvere e il pepe nero per creare la marinata.
3. Mettere le strisce di tempeh nella marinata e lasciarle in ammollo per almeno 15 minuti.
4. In una ciotola separata, distribuire il pangrattato.
5. Una alla volta, rimuovere le strisce di tempeh dalla marinata, lasciando gocciolare il liquido in eccesso, e rivestirle nel pangrattato, premendo delicatamente per far aderire il rivestimento.
6. Ungere leggermente il cestello della friggitrice ad aria con olio d'oliva spray.
7. Disporre le strisce di tempeh rivestite in un unico strato nel cestello della friggitrice ad aria.
8. Cuocere le strisce di tempeh per 15-18 minuti, girandole a metà, fino a quando non saranno croccanti e dorate.
9. Servite le strisce di tempeh croccanti calde, con la vostra salsa di immersione preferita.

Opzioni di modifica delle ricette:

1. Aggiungi un pizzico di pepe di Caienna o salsa piccante alla marinata per un calcio piccante.
2. Crea una salsa piccante mescolando yogurt vegano con succo di limone, aneto fresco tritato e un pizzico di aglio in polvere.
3. Servire le strisce di tempeh in una tasca avvolgente o pita con verdure fresche e un filo di condimento tahini.

# Spiedini piccanti di tofu e arachidi

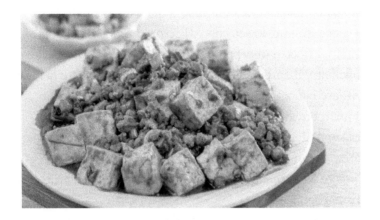

**Tempo di preparazione: 1 ora (incluso il tempo di marinatura)**

**Porzioni: 4**

Ingredienti:

- 1 blocco (14 once) di tofu extra-duro, pressato e tagliato a cubetti
- 1/4 tazza di burro di arachidi cremoso
- 2 cucchiai di salsa di soia o tamari
- 1 cucchiaio di succo di lime
- 1 cucchiaio di sciroppo d'acero o nettare di agave
- 1 cucchiaino di zenzero fresco tritato
- 1 cucchiaino di aglio tritato
- 1/2 cucchiaino di fiocchi di peperoncino rosso (regolare a piacere)
- 1/4 di cucchiaino di curcuma macinata
- 1/4 di cucchiaino di cumino macinato
- 1/4 di cucchiaino di coriandolo macinato
- Sale q.b.
- Spiedini di legno, imbevuti d'acqua

Preparazione:

1. Preriscaldare la friggitrice ad aria a 190 °C (375 °F).
2. In una ciotola, sbattere insieme il burro di arachidi, la salsa di soia, il succo di lime, lo sciroppo d'acero, lo zenzero tritato, l'aglio tritato, i fiocchi di peperoncino, la curcuma macinata, il cumino macinato, il coriandolo macinato e il sale per creare la marinata.
3. Infilare i cubetti di tofu sugli spiedini di legno imbevuti.
4. Immergere gli spiedini di tofu nella marinata di arachidi, assicurandosi di rivestirli accuratamente. Lasciarli marinare per circa 30 minuti.
5. Ungere leggermente il cestello della friggitrice ad aria con olio d'oliva spray.
6. Disporre gli spiedini di tofu marinati in un unico strato nel cestello della friggitrice ad aria.
7. Cuocere gli spiedini di tofu per 15-18 minuti, girandoli a metà, finché non saranno dorati e leggermente croccanti.
8. Servire gli spiedini piccanti di tofu di arachidi tailandesi caldi, guarniti con arachidi tritate e coriandolo fresco.

Opzioni di modifica delle ricette:

1. Aggiungi una spruzzata di latte di cocco alla marinata per una maggiore cremosità e profondità di sapore.
2. Crea una salsa di immersione alle arachidi mescolando burro di arachidi aggiuntivo con salsa di soia, succo di lime e un tocco di nettare di agave.
3. Servire gli spiedini di tofu su un letto di riso al gelsomino al vapore con verdure saltate per un pasto completo.

# Pomodori ripieni fritti

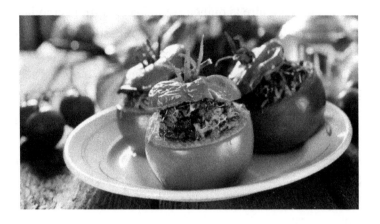

**Tempo di preparazione: 30 minuti**

**Porzioni: 4**

Ingredienti:

- 4 pomodori maturi grandi
- 1 tazza di quinoa cotta
- 1/2 tazza di ceci cotti e scolati
- 1/4 tazza di cipolla rossa tagliata a dadini
- 1/4 tazza di prezzemolo fresco tritato
- 1/4 tazza di basilico fresco tritato
- 1/4 tazza di olive Kalamata tritate
- 2 cucchiai di pinoli, tostati
- 2 cucchiai di olio d'oliva
- 2 cucchiai di aceto balsamico
- 1 cucchiaino di aglio tritato
- Sale e pepe nero q.b.
- Formaggio feta vegano o lievito alimentare per farcitura (facoltativo)

Preparazione:

1.  Preriscaldare la friggitrice ad aria a 190 °C (375 °F).

2. Tagliare le cime dai pomodori e raccogliere i semi e la polpa per creare tazze di pomodoro.

3. In una ciotola, unire la quinoa cotta, i ceci cotti, la cipolla rossa tagliata a dadini, il prezzemolo tritato, il basilico tritato, le olive tritate e i pinoli tostati.

4. In una ciotola separata, sbattere insieme l'olio d'oliva, l'aceto balsamico, l'aglio tritato, il sale e il pepe nero.

5. Versare il condimento sulla miscela di quinoa e mescolare per amalgamare.

6. Farcire le coppette di pomodoro con il composto di quinoa, premendo delicatamente verso il basso per imballarlo.

7. Ungere leggermente il cestello della friggitrice ad aria con olio d'oliva spray.

8. Disporre i pomodori ripieni in un unico strato nel cestello della friggitrice ad aria.

9. Cuocere i pomodori ripieni per 10-12 minuti, fino a quando i pomodori sono teneri e il ripieno è riscaldato.

10. Se si utilizza, cospargere il formaggio feta vegano o il lievito alimentare sulla parte superiore di ogni pomodoro ripieno durante gli ultimi minuti di cottura.

11. Rimuovere con cura i pomodori ripieni dalla friggitrice ad aria usando le pinze.

12. Servire caldi i pomodori ripieni fritti all'aria, guarniti con erbe aromatiche tritate extra.

Opzioni di modifica delle ricette:

1. Aggiungi un tocco di scorza di limone alla miscela di quinoa per un tocco agrumato.

2. Condire la riduzione balsamica sui pomodori ripieni prima di servire per un sapore extra.

3. Servire i pomodori ripieni su un letto di verdure miste o rucola per un'insalata rinfrescante.

# Patatine di polenta alle erbe

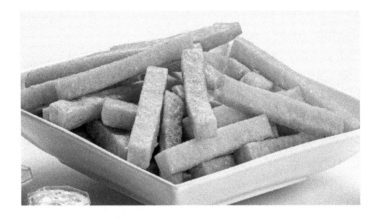

**Tempo di preparazione: 1 ora (incluso il tempo di raffreddamento)**

**Porzioni: 4**

Ingredienti:

- 1 tazza di polenta (farina di mais)
- 4 tazze di acqua
- 1 cucchiaino di timo essiccato
- 1 cucchiaino di rosmarino essiccato
- 1/2 cucchiaino di aglio in polvere
- Sale e pepe nero q.b.
- Olio d'oliva spray

Preparazione:

1. In una casseruola media, portare a ebollizione 4 tazze d'acqua. Sbattere gradualmente la polenta per evitare grumi.
2. Ridurre la fiamma al minimo e continuare a cuocere la polenta, mescolando frequentemente, per circa 20-25 minuti o finché non diventa densa e cremosa.
3. Mescolare il timo essiccato, il rosmarino essiccato, l'aglio in polvere, il sale e il pepe nero. Mescolare bene.

4.   Foderare una pirofila quadrata o rettangolare con carta forno. Versare la polenta cotta nel piatto, distribuendola uniformemente per creare uno strato liscio. Lasciare raffreddare e impostare per circa 30 minuti a un'ora.

5.   Preriscaldare la friggitrice ad aria a 190 °C (375 °F).

6.   Una volta che la polenta si sarà rassodata, sollevarla con cura dalla pirofila usando la carta forno. Metterlo su un tagliere e tagliarlo a striscioline di dimensioni di avannotti.

7.   Ungere leggermente il cestello della friggitrice ad aria con olio d'oliva spray.

8.   Disporre le patatine fritte di polenta in un unico strato nel cestello della friggitrice ad aria.

9.   Cuocere la polenta fritte per 15-20 minuti, scuotendo di tanto in tanto il cestello, finché non saranno dorate e croccanti all'esterno.

10.  Servire le patatine fritte alle erbe calde come contorno saporito e appagante.

Opzioni di modifica delle ricette:

1.   Cospargere il parmigiano vegano o il lievito alimentare sulle patatine fritte di polenta prima della cottura per aggiungere sapore.

2.   Crea una salsa di immersione mescolando la maionese vegana con una spremuta di succo di limone e erbe fresche tritate.

3.   Servi le patatine fritte di polenta insieme a una rinfrescante insalata di cetrioli e pomodori o verdure saltate.

# Anelli di cipolla croccanti

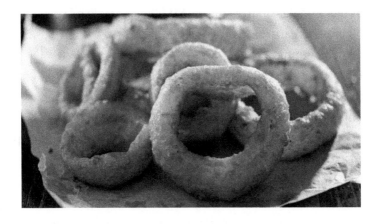

**Tempo di preparazione: 40 minuti**

**Porzioni: 4**

Ingredienti:

- 2 grandi cipolle gialle, tagliate ad anelli
- 1 tazza di farina per tutti gli usi (farina senza glutine se preferita)
- 1 tazza di latte vegetale (come latte di mandorle o di soia)
- 1 cucchiaio di aceto di mele
- 1 cucchiaino di paprika
- 1/2 cucchiaino di aglio in polvere
- Sale e pepe nero q.b.
- Olio d'oliva spray

Aioli vegani:

1. 1/2 tazza di maionese vegana
2. 1 cucchiaio di succo di limone
3. 1 spicchio d'aglio, tritato
4. 1/2 cucchiaino di senape di Digione
5. Sale e pepe nero q.b.

6. Preparazione:
7. Preriscaldare la friggitrice ad aria a 190 °C (375 °F).
8. In una ciotola, sbattere insieme il latte vegetale e l'aceto di sidro di mele per creare un sostituto del latticello. Lasciare riposare per qualche minuto.
9. In una ciotola separata, unire la farina, la paprika, l'aglio in polvere, il sale e il pepe nero.
10. Immergere ogni anello di cipolla nella miscela di latticello, quindi ricoprirlo nella miscela di farina, premendo delicatamente per far aderire il rivestimento.
11. Ungere leggermente il cestello della friggitrice ad aria con olio d'oliva spray.
12. Disporre gli anelli di cipolla rivestiti in un unico strato nel cestello della friggitrice ad aria.
13. Cuocere gli anelli di cipolla per 10-12 minuti, capovolgendoli a metà, finché non saranno dorati e croccanti.
14. Nel frattempo, preparate gli aioli vegani sbattendo insieme la maionese vegana, il succo di limone, l'aglio tritato, la senape di Digione, il sale e il pepe nero.
15. Servire gli anelli di cipolla croccanti caldi, insieme agli aioli vegani per l'immersione.

Opzioni di modifica delle ricette:

- Aggiungere un tocco di pepe di Caienna al composto di farina per un pizzico di piccantezza negli anelli di cipolla.
- Mescolare erbe fresche tritate, come prezzemolo o erba cipollina, nell'aioli vegano per aggiungere sapore.
- Servire gli anelli di cipolla con un contorno di patatine fritte dolci e un'insalata verde mista per un pasto completo.

# Bocconcini di pizza al cavolfiore

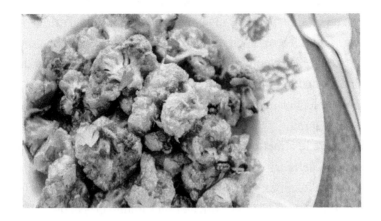

**Tempo di preparazione: 40 minuti**

**Porzioni: 4**

Ingredienti:

- 1 cavolfiore piccolo, tagliato a cimette di dimensioni ridotte
- 1/2 tazza di salsa di bufala (acquistata in negozio o fatta in casa)
- 2 cucchiai di olio d'oliva
- 1 cucchiaino di aglio in polvere
- 1/2 cucchiaino di cipolla in polvere
- Sale e pepe nero q.b.
- 1 tazza di salsa per pizza
- 1 tazza di mozzarella grattugiata vegana
- 1/4 tazza di cipolle verdi tritate
- 1/4 tazza di coriandolo fresco tritato
- Impasto per pizza o pane pita (senza glutine se preferito)

Preparazione:

1. Preriscaldare la friggitrice ad aria a 190 °C (375 °F).
2. In una ciotola, sbattere insieme la salsa di bufala, l'olio d'oliva, l'aglio in polvere, la cipolla in polvere, il sale e il pepe nero.
3. Mescolare le cimette di cavolfiore nel composto di salsa di bufala fino a quando non sono ben rivestite.
4. Ungere leggermente il cestello della friggitrice ad aria con olio d'oliva spray.
5. Disporre le cimette di cavolfiore rivestite in un unico strato nel cestello della friggitrice ad aria.
6. Cuocere le cimette di cavolfiore per 15-18 minuti, agitando di tanto in tanto il cestello, finché non saranno croccanti e dorate.
7. Preriscaldare il forno alla temperatura indicata sulla confezione dell'impasto della pizza.
8. Assemblare i bocconcini della pizza spalmando un sottile strato di salsa per pizza sull'impasto o sul pane pita, quindi cospargere uno strato di mozzarella grattugiata vegana.
9. Disporre le cimette di cavolfiore di bufala fritte all'aria sul formaggio.
10. Cuocere i bocconcini della pizza in forno secondo le istruzioni dell'impasto, fino a quando il formaggio è sciolto e frizzante.
11. Togliere i bocconcini di pizza dal forno e cospargere con cipolle verdi tritate e coriandolo fresco.
12. Servire la pizza al cavolfiore di bufala calda come antipasto saporito e soddisfacente.

Opzioni di modifica delle ricette:

1. Aggiungi un filo di condimento ranch vegano sui morsi della pizza per una maggiore cremosità e sapore.
2. Mescolare il prezzemolo fresco tritato nella miscela di salsa di bufala per un'esplosione extra di sapore di erbe.
3. Personalizza i condimenti con peperoni tagliati a dadini, cipolla rossa o sbriciolate di salsicce vegane.

# Polpette di ceci mediterranei

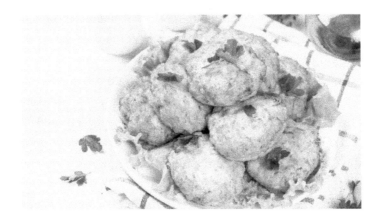

**Tempo di preparazione: 40 minuti**

**Porzioni: 4**

Ingredienti:

- 2 lattine (15 oz ciascuna) di ceci, scolate e sciacquate
- 1/2 tazza di prezzemolo fresco tritato
- 1/4 tazza di coriandolo fresco tritato
- 1/4 tazza di cipolla rossa tagliata a dadini
- 2 spicchi d'aglio, tritati
- 1 cucchiaino di cumino macinato
- 1/2 cucchiaino di coriandolo macinato
- 1/4 di cucchiaino di paprika affumicata
- Sale e pepe nero q.b.
- 2 cucchiai di farina di ceci o farina per tutti gli usi
- Olio d'oliva per friggere

Preparazione:

1. In un robot da cucina, unire i ceci, il prezzemolo tritato, il coriandolo tritato, la cipolla rossa tagliata a dadini, l'aglio tritato, il cumino macinato, il coriandolo macinato, la paprika affumicata, il sale e il pepe nero.
2. Pulsare il composto fino a quando non si unisce, ma ha ancora una certa consistenza.
3. Trasferire la miscela di ceci in una ciotola e mescolare la farina di ceci o la farina per tutti gli usi fino a quando il composto è abbastanza sodo da formare polpette. Aggiungere altra farina se necessario.
4. Formate il composto in polpette della dimensione desiderata.
5. Preriscaldare la friggitrice ad aria a 190 °C (375 °F).
6. Ungere leggermente il cestello della friggitrice ad aria con olio d'oliva spray.
7. Disporre le polpette di ceci in un unico strato nel cestello della friggitrice ad aria.
8. Cuocere le polpette per 15-18 minuti, girandole a metà, finché non saranno dorate e croccanti.
9. Servi le polpette di ceci mediterranee calde, con la tua salsa tahini preferita o hummus da immergere.

Opzioni di modifica delle ricette:

1. Aggiungere una spremuta di succo di limone alla miscela di ceci per un calcio agrumato.
2. Incorporare pomodori secchi tritati finemente o olive Kalamata nella miscela per sapori extra mediterranei.
3. Servire le polpette di ceci in tasche di pita integrale con lattuga tagliuzzata, pomodori a cubetti e fette di cetriolo.

# Patatine fritte di carote arrostite

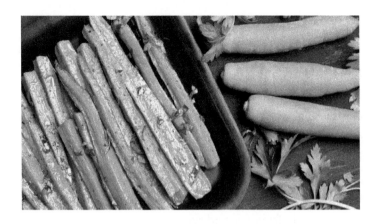

**Tempo di preparazione: 30 minuti**

**Porzioni: 4**

Ingredienti:

1. 8 carote grandi, sbucciate e tagliate a bastoncini a forma di frittura
2. 2 cucchiai di olio d'oliva
3. 1 cucchiaino di cumino macinato
4. 1/2 cucchiaino di coriandolo macinato
5. 1/4 di cucchiaino di paprika affumicata
6. Sale e pepe nero q.b.

Preparazione:

1. Preriscaldare la friggitrice ad aria a 190 °C (375 °F).
2. In una ciotola, gettare i bastoncini di carota con olio d'oliva, cumino macinato, coriandolo macinato, paprika affumicata, sale e pepe nero fino a quando non sono ben ricoperti.
3. Ungere leggermente il cestello della friggitrice ad aria con olio d'oliva spray.
4. Disporre i bastoncini di carota conditi in un unico strato nel cestello della friggitrice ad aria.
5. Cuocere le patatine fritte di carota per 15-20 minuti, scuotendo di tanto in tanto il cestello, finché non sono teneri e croccanti all'esterno.
6. Servire le patatine fritte di carote arrostite al cumino calde, con una spolverata di sale extra se lo si desidera.


Opzioni di modifica delle ricette:

1. Mescolare un pizzico di cannella in polvere o noce moscata nella miscela di spezie per un tocco caldo e aromatico.
2. Crea una salsa di immersione mescolando il peperone rosso arrostito con tahini, succo di limone e un tocco di aglio.
3. Servire le patatine fritte di carote con un contorno di insalata di quinoa o un couscous di ispirazione mediterranea.

# Involtini primavera vegani con salsa

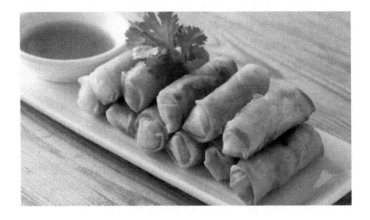

**Tempo di preparazione: 30 minuti**

**Porzioni: 4 (8 involtini primavera)**

Ingredienti:

- 8 fogli di carta di riso
- 1 tazza di spaghetti di riso cotti
- 1 tazza di lattuga o cavolo tagliato a fette sottili
- 1 tazza di carote tagliate a julienne
- 1 tazza di cetriolo a julienne
- 1/2 tazza di foglie di menta fresca
- 1/2 tazza di foglie fresche di coriandolo
- 1/4 tazza di arachidi tritate (opzionale)
- Salsa hoisin vegana o salsa di arachidi per immersione

Preparazione:

1. Preparare un piatto poco profondo pieno di acqua tiepida.
2. Immergere un foglio di carta di riso nell'acqua tiepida per alcuni secondi fino a quando non diventa morbido e flessibile.
3. Posare la carta di riso umida su una superficie pulita.

4. Metti una piccola quantità di spaghetti di riso cotti al centro della carta di riso.
5. Completare gli spaghetti di riso con uno strato di lattuga o cavolo tagliato a fette sottili, seguito da carote a julienne, cetriolo julienne, foglie di menta fresca e foglie di coriandolo fresco.
6. Se si utilizza, cospargere le arachidi tritate sulle verdure.
7. Piegare delicatamente i lati della carta di riso sul ripieno, quindi piegare il fondo della carta di riso sul ripieno. Arrotolare strettamente per racchiudere il ripieno, creando un involtino primavera.
8. Ripetere il processo con gli involucri di carta di riso rimanenti e gli ingredienti di riempimento.
9. Preriscaldare la friggitrice ad aria a 190 °C (375 °F).
10. Ungere leggermente il cestello della friggitrice ad aria con olio d'oliva spray.
11. Disporre gli involtini primavera in un unico strato nel cestello della friggitrice ad aria.
12. Cuocere gli involtini primavera per 5-7 minuti, girandoli a metà, finché non saranno croccanti e dorati.
13. Servire gli involtini primavera vegani caldi, con un contorno di salsa hoisin vegana o salsa di arachidi per l'immersione.

Opzioni di modifica delle ricette:

1. Aggiungi l'avocado a fette al ripieno per una maggiore cremosità e sapore.
2. Mescolare lo zenzero tritato e l'aglio nella salsa di immersione per un calcio piccante.
3. Servire gli involtini primavera con un contorno di riso al gelsomino o una rinfrescante insalata di cetrioli.

# Bistecche di tofu all'aglio

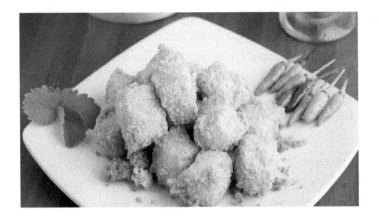

**Tempo di preparazione: 40 minuti**

**Porzioni: 4**

Ingredienti:

- 1 blocco (14 once) di tofu extra-duro, pressato e affettato in bistecche
- 1/4 tazza di salsa di soia o tamari
- 2 cucchiai di olio d'oliva
- 1 cucchiaio di sciroppo d'acero o nettare di agave
- 1 cucchiaino di aglio tritato
- 1/2 cucchiaino di cipolla in polvere
- 1/4 di cucchiaino di paprika affumicata
- Sale e pepe nero q.b.
- 1 tazza di pangrattato (senza glutine se si preferisce)
- Olio d'oliva spray

Preparazione:

1. Preriscaldare la friggitrice ad aria a 190 °C (375 °F).
2. In una ciotola, sbattere insieme la salsa di soia, l'olio d'oliva, lo sciroppo d'acero, l'aglio tritato, la cipolla in polvere, la paprika affumicata, il sale e il pepe nero per creare la marinata.
3. Immergere ogni bistecca di tofu nella marinata, lasciando gocciolare il liquido in eccesso.
4. In una ciotola separata, distribuire il pangrattato.
5. Rivestire ogni bistecca di tofu marinato nel pangrattato, premendo delicatamente per far aderire il rivestimento.
6. Ungere leggermente il cestello della friggitrice ad aria con olio d'oliva spray.
7. Disporre le bistecche di tofu ricoperte in un unico strato nel cestello della friggitrice ad aria.
8. Cuocere le bistecche di tofu per 15-18 minuti, girandole a metà, fino a quando non sono croccanti e dorate.
9. Servi le bistecche di tofu all'aglio croccanti calde, con i tuoi contorni preferiti.

Opzioni di modifica delle ricette:

1. Aggiungere un pizzico di pepe di Caienna o scaglie di peperoncino rosso alla marinata per un tocco di calore.
2. Crea una salsa cremosa all'aglio mescolando yogurt vegano con aglio tritato, succo di limone ed erbe fresche tritate.
3. Servire le bistecche di tofu su un letto di spinaci saltati o un'insalata di quinoa.

# Jalapeños ripieni in crosta di panko

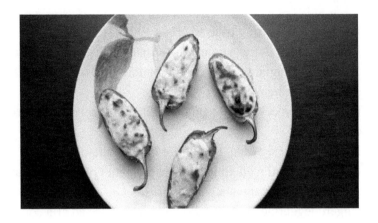

**Tempo di preparazione: 40 minuti**

**Porzioni: 4 (16 metà jalapeño)**

Ingredienti:

- 8 peperoni jalapeño freschi, tagliati a metà e rimossi i semi
- 1 tazza di crema di formaggio vegano o crema di anacardi
- 1/2 tazza di formaggio cheddar grattugiato vegano
- 2 cucchiai di coriandolo fresco tritato
- 1 cucchiaino di aglio tritato
- Sale e pepe nero q.b.
- 1 tazza di pangrattato panko
- Olio d'oliva spray

Preparazione:

1. Preriscaldare la friggitrice ad aria a 190 °C (375 °F).
2. In una ciotola, unire la crema di formaggio vegana, il formaggio cheddar grattugiato vegano, il coriandolo tritato, l'aglio tritato, il sale e il pepe nero.
3. Riempire con cura ogni metà jalapeño con la miscela di formaggio cremoso.
4. In una ciotola separata, distribuire il pangrattato panko.
5. Immergere ogni metà di jalapeño ripieno nel pangrattato panko, premendo delicatamente per ricoprirli.
6. Ungere leggermente il cestello della friggitrice ad aria con olio d'oliva spray.
7. Disporre i jalapeños ripieni ricoperti di panko in un unico strato nel cestello della friggitrice ad aria.
8. Cuocere i jalapeños ripieni per 10-12 minuti, fino a quando il rivestimento del panko è croccante e dorato.
9. Servire i jalapeños ripieni in crosta di panko caldi, con un contorno di condimento ranch vegano o salsa per l'immersione.

Opzioni di modifica delle ricette:

1. Mescolare pomodori secchi tritati finemente o peperoni rossi arrostiti nella miscela di formaggio cremoso per aggiungere sapore.
2. Aggiungere un pizzico di paprika affumicata o pepe di cayenna alla miscela di formaggio cremoso per un calcio affumicato o piccante.
3. Servire i jalapeños ripieni con un contorno di spicchi di lime e avocado a fette per un contrasto rinfrescante.

# Funghi ripieni al pesto vegano

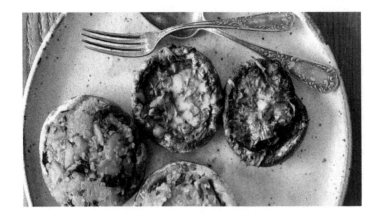

**Tempo di preparazione: 40 minuti**

**Porzioni: 4 (16 funghi ripieni)**

Ingredienti:

- 16 funghi grandi con gambi rimossi e messi da parte
- 1 tazza di foglie di basilico fresco confezionate
- 1/4 tazza di pinoli, tostati
- 2 spicchi d'aglio, tritati
- 1/4 tazza di lievito alimentare
- 1/4 tazza di olio d'oliva
- 1 cucchiaio di succo di limone
- Sale e pepe nero q.b.
- Olio d'oliva spray

Preparazione:

1.  Preriscaldare la friggitrice ad aria a 190 °C (375 °F).
2.  In un robot da cucina, unire i gambi di funghi riservati, le foglie di basilico fresco, i pinoli tostati, l'aglio tritato, il lievito alimentare, l'olio d'oliva, il succo di limone, il sale e il pepe nero.
3.  Pulsare il composto fino a formare un pesto denso e ben amalgamato.
4.  Rimuovere con attenzione l'umidità in eccesso dai tappi dei funghi usando un tovagliolo di carta.
5.  Farcire ogni tappo di funghi con una generosa quantità di pesto vegano.
6.  Ungere leggermente il cestello della friggitrice ad aria con olio d'oliva spray.
7.  Disporre i funghi ripieni in un unico strato nel cestello della friggitrice ad aria.
8.  Cuocere i funghi ripieni per 10-12 minuti, finché non sono teneri e il pesto è leggermente dorato.
9.  Servire il pesto vegano di funghi ripieni caldi, guarniti con basilico extra tritato se lo si desidera.

Opzioni di modifica delle ricette:

1.  Aggiungi una manciata di spinaci o rucola alla miscela di pesto per aggiungere colore e freschezza.
2.  Cospargere di parmigiano vegano o scaglie di peperoncino tritato sui funghi ripieni prima di cuocere per un sapore aggiuntivo.
    *   Servire i funghi ripieni come antipasto o insieme a un'insalata leggera per un pasto a tutto tondo.

# Cavolfiore croccante al peperoncino dolce

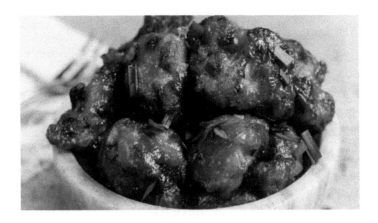

**Tempo di preparazione: 40 minuti**

**Porzioni: 4**

Ingredienti:

- 1 cavolfiore a testa piccola, tagliato a cimette
- 1/2 tazza di farina per tutti gli usi (farina senza glutine se preferita)
- 1/2 tazza di latte vegetale (come latte di mandorle o di soia)
- 1/4 tazza di salsa di peperoncino dolce
- 1 cucchiaino di salsa di soia o tamari
- 1/2 cucchiaino di aglio in polvere
- 1/2 cucchiaino di cipolla in polvere
- Sale e pepe nero q.b.
- Semi di sesamo e cipolle verdi tritate per guarnire

Preparazione:

1.  Preriscaldare la friggitrice ad aria a 190 °C (375 °F).
2.  In una ciotola, sbattere insieme la farina per tutti gli usi, il latte vegetale, la salsa di peperoncino dolce, la salsa di soia, l'aglio in polvere, la cipolla in polvere, il sale e il pepe nero per creare la pastella.
3.  Immergere ogni fiore di cavolfiore nella pastella, lasciando gocciolare il liquido in eccesso.
4.  Ungere leggermente il cestello della friggitrice ad aria con olio d'oliva spray.
5.  Disporre le cimette di cavolfiore rivestite in un unico strato nel cestello della friggitrice ad aria.
6.  Cuocere le cimette di cavolfiore per 15-20 minuti, scuotendo di tanto in tanto il cestello, finché non saranno croccanti e dorate.
7.  Cospargere i semi di sesamo e le cipolle verdi tritate sul cavolfiore croccante prima di servire.

Opzioni di modifica delle ricette:

1.  Aggiungere un pizzico di scaglie di peperoncino alla pastella per un pizzico di calore.
2.  Crea una salsa di immersione mescolando parti uguali di salsa di peperoncino dolce e salsa di soia con una spremuta di succo di lime.
3.  Servire il cavolfiore al peperoncino dolce croccante su un letto di riso al gelsomino al vapore o quinoa.

# Asparagi fritti

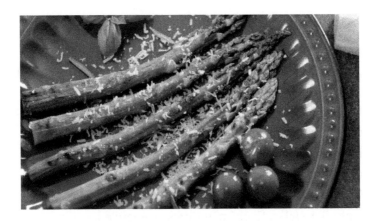

**Tempo di preparazione: 20 minuti**

**Porzioni: 4**

Ingredienti:

1.    1 mazzetto di lance di asparagi, estremità dure tagliate
2.    2 cucchiai di olio d'oliva
3.    1 cucchiaino di aglio in polvere
4.    1/2 cucchiaino di cipolla in polvere
5.    Sale e pepe nero q.b.
6.    Spicchi di limone per servire

Preparazione:

1.  Preriscaldare la friggitrice ad aria a 190 °C (375 °F).
2.  In una ciotola, gettare le lance di asparagi con olio d'oliva, aglio in polvere, cipolla in polvere, sale e pepe nero fino a quando non sono ben rivestiti.
3.  Ungere leggermente il cestello della friggitrice ad aria con olio d'oliva spray.
4.  Disporre le lance di asparagi stagionate in un unico strato nel cestello della friggitrice ad aria.
5.  Cuocere le lance di asparagi per 8-10 minuti, scuotendo di tanto in tanto il cestello, finché non saranno tenere e leggermente croccanti all'esterno.
6.  Servire le lance di asparagi fritte all'aria calde, con spicchi di limone per spremere sopra la parte superiore.

Opzioni di modifica delle ricette:

1.  Grattugiare un po 'di scorza di limone sulle lance di asparagi prima di cuocere per un'esplosione extra di sapore di agrumi.
2.  Guarnire gli asparagi cotti con parmigiano vegano o lievito alimentare per l'aggiunta di umami.
3.  Servire gli asparagi come contorno o sopra un'insalata di quinoa per un pasto leggero e nutriente.

# Crocchette di patate vegane

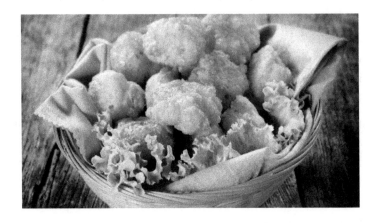

**Tempo di preparazione: 1 ora (incluso il tempo di raffreddamento)**

**Porzioni: 4**

Ingredienti:

- 3 patate rosse grandi, sbucciate e tagliate a dadini
- 1/2 tazza di cipolla tritata finemente
- 1/4 tazza di peperone tritato finemente (qualsiasi colore)
- 2 spicchi d'aglio, tritati
- 1/4 tazza di prezzemolo fresco tritato
- 1/4 tazza di lievito alimentare
- 1/2 cucchiaino di paprika affumicata
- Sale e pepe nero q.b.
- 1/2 tazza di pangrattato (senza glutine se preferito)
- Olio d'oliva per friggere

Preparazione:

1. Lessare le patate tagliate a dadini finché non sono tenere. Scolare e schiacciare le patate fino a che liscio.
2. In una padella, rosolare la cipolla tritata e il peperone fino a quando non si ammorbidiscono. Aggiungere l'aglio tritato e rosolare per un altro minuto.
3. In una ciotola capiente, unire il purè di patate, le verdure saltate, il prezzemolo tritato, il lievito alimentare, la paprika affumicata, il sale e il pepe nero. Mescolare bene.
4. Lasciare raffreddare il composto, quindi modellarlo in polpette a forma di crocchetta.
5. Arrotolare ogni crocchetta nel pangrattato per ricoprirle.
6. Disporre le crocchette ricoperte su una teglia e conservare in frigorifero per almeno 30 minuti per rassodare.
7. Preriscaldare la friggitrice ad aria a 190 °C (375 °F).
8. Ungere leggermente il cestello della friggitrice ad aria con olio d'oliva spray.
9. Disporre le crocchette refrigerate in un unico strato nel cestello della friggitrice ad aria.
10. Cuocere le crocchette per 12-15 minuti, girandole a metà, finché non saranno dorate e croccanti.
11. Servi le crocchette di patate vegane calde, con un contorno di aioli vegani o la tua salsa preferita.

Opzioni di modifica delle ricette:

1. Mescolare in spinaci saltati o cavolo per aggiungere colore e sostanze nutritive nella miscela di crocchette.
2. Crea un tuffo cremoso mescolando il tofu setoso con succo di limone, aglio ed erbe fresche.
3. Servire le crocchette di patate insieme a un'insalata verde o con verdure al vapore per un pasto equilibrato.

# Bhajis speziati con cipolla e cocco

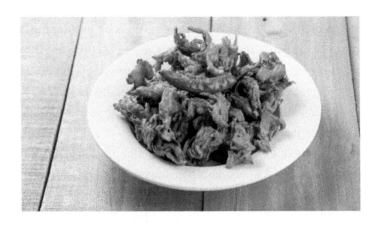

**Tempo di preparazione: 30 minuti**

**Porzioni: 4**

Ingredienti:

- 2 cipolle grandi, affettate sottilmente
- 1 tazza di farina di ceci (besan)
- 1/4 tazza di cocco grattugiato
- 1 cucchiaino di cumino macinato
- 1 cucchiaino di coriandolo macinato
- 1/2 cucchiaino di curcuma
- 1/2 cucchiaino di peperoncino rosso in polvere (regolare a piacere)
- 1 cucchiaino di garam masala
- 1 cucchiaino di lievito per dolci
- Sale q.b.
- Acqua, secondo necessità
- Olio per friggere

Preparazione:

1.  In una ciotola, unire la farina di ceci, il cocco grattugiato, il cumino macinato, il coriandolo macinato, la curcuma, il peperoncino rosso in polvere, il garam masala, il lievito e il sale.
2.  Aggiungere gradualmente acqua agli ingredienti secchi, mescolando continuamente, fino ad ottenere una consistenza densa della pastella.
3.  Aggiungere le cipolle affettate sottili alla pastella e mescolare bene, assicurandosi che le cipolle siano ricoperte uniformemente.
4.  Preriscaldare la friggitrice ad aria a 190 °C (375 °F).
5.  Ungere leggermente il cestello della friggitrice ad aria con olio.
6.  Cucchiai cucchiai di cipolla e miscela di pastella nel cestello della friggitrice ad aria, formando piccole frittelle di bhaji.
7.  Cuocere i bhaji per 10-12 minuti, girandoli a metà, finché non sono dorati e croccanti.
8.  Servire i bhaji speziati di cipolla al cocco caldi, con chutney alla menta o salsa di tamarindo per l'immersione.

Opzioni di modifica delle ricette:

1.  Aggiungi il coriandolo fresco tritato e i peperoncini verdi tritati alla pastella per un'esplosione extra di sapore e calore.
2.  Servire i bhaji con un contorno di yogurt vegano o cetriolo raita per un contrasto rinfrescante.
3.  Goditi i bhaji come spuntino o antipasto, o come parte di un pasto di ispirazione indiana con riso e curry.

# Fette di melanzane croccanti

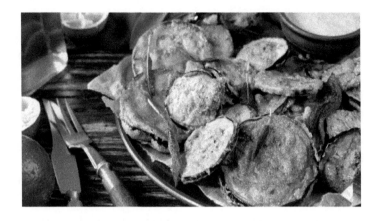

**Tempo di preparazione: 40 minuti**

**Porzioni: 4**

Ingredienti:

- 1 melanzana grande, tagliata a fettine sottili
- 1/2 tazza di salsa teriyaki (acquistata in negozio o fatta in casa)
- 2 cucchiai di salsa di soia o tamari
- 2 cucchiai di aceto di riso
- 1 cucchiaio di sciroppo d'acero o nettare di agave
- 1 cucchiaino di zenzero tritato
- 1/2 cucchiaino di aglio in polvere
- 1/4 di cucchiaino di fiocchi di peperoncino rosso (regolare a piacere)
- 1 cucchiaio di amido di mais
- Semi di sesamo e cipolle verdi affettate per guarnire
- Olio d'oliva spray

Preparazione:

1. In una ciotola, sbattere insieme la salsa teriyaki, la salsa di soia, l'aceto di riso, lo sciroppo d'acero, lo zenzero tritato, l'aglio in polvere e i fiocchi di peperoncino rosso per creare la marinata.
2. Mettere le fette di melanzana in un piatto poco profondo e versare la marinata su di esse. Lasciare marinare le melanzane per circa 15-20 minuti.
3. Preriscaldare la friggitrice ad aria a 190 °C (375 °F).
4. In una piccola ciotola, mescolare l'amido di mais con un cucchiaio d'acqua per creare un impasto.
5. Immergere ogni fetta di melanzana marinata nella sospensione dell'amido di mais, lasciando gocciolare il liquido in eccesso.
6. Ungere leggermente il cestello della friggitrice ad aria con olio d'oliva spray.
7. Disporre le fette di melanzana ricoperte in un unico strato nel cestello della friggitrice ad aria.
8. Cuocere le fette di melanzana per 10-12 minuti, capovolgendole a metà, finché non saranno croccanti e dorate.
9. Servire le fette di melanzana teriyaki croccanti calde, guarnite con semi di sesamo e cipolle verdi affettate.

Opzioni di modifica delle ricette:

1. Aggiungi un pizzico di olio di sesamo alla marinata per un ulteriore strato di sapore.
2. Crea una salsa di immersione mescolando salsa di soia, zenzero tritato, aglio e un tocco di nettare di agave.
3. Servire le fette di melanzane su un letto di riso al gelsomino al vapore o tagliatelle, con bok choy o broccoli saltati.

# Cioccolatini all'avocado

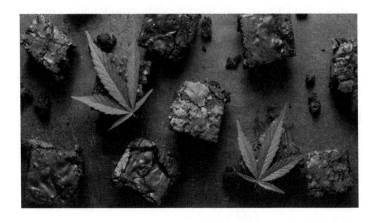

**Tempo di preparazione: 40 minuti**

**Porzioni: 12**

Ingredienti:

- 2 avocado maturi, sbucciati e denocciolati
- 1/2 tazza di sciroppo d'acero puro o nettare di agave
- 1/4 tazza di olio di cocco, fuso
- 1 cucchiaino di estratto di vaniglia
- 1/2 tazza di cacao amaro in polvere
- 1/2 tazza di farina per tutti gli usi (farina senza glutine se preferita)
- 1/2 cucchiaino di lievito per dolci
- 1/4 di cucchiaino di sale
- 1/2 tazza di gocce di cioccolato vegano
- Noci tritate o gocce di cioccolato aggiuntive per la farcitura (opzionale)

Preparazione:

1.      Preriscaldare la friggitrice ad aria a 175 °C (350 °F).

2.  In un frullatore o robot da cucina, unire gli avocado maturi, lo sciroppo d'acero puro, l'olio di cocco fuso e l'estratto di vaniglia. Frullare fino ad ottenere un composto omogeneo e cremoso.

3.  In una ciotola, sbattere insieme il cacao in polvere, la farina per tutti gli usi, il lievito e il sale.

4.  Aggiungere gradualmente la miscela di avocado bagnata agli ingredienti secchi, mescolando fino a quando non è ben amalgamata.

5.  Incorporare le gocce di cioccolato vegano.

6.  Foderate una pirofila con carta forno e versate la pastella di brownie nel piatto, distribuendola uniformemente.

7.  Se lo si desidera, cospargere di noci tritate o gocce di cioccolato aggiuntive sulla parte superiore.

8.  Posizionare la teglia nella friggitrice ad aria preriscaldata.

9.  Cuocere i brownies per 20-25 minuti, o fino a quando uno stuzzicadenti inserito nel centro esce con qualche briciola umida.

10. Lasciare raffreddare i brownies prima di tagliarli a quadretti.

Opzioni di modifica delle ricette:

1.  Aggiungere un cucchiaino di granuli di caffè istantaneo alla pastella per un pizzico di sapore moka.

2.  Mescolare i lamponi schiacciati o le fragole alla pastella per un tocco fruttato.

3.  Servi i brownies di avocado al cioccolato con una pallina di gelato alla vaniglia senza latticini o una cucchiaiata di panna montata al cocco.

# FRIGGITRICE AD ARIA
## *Ricettario per Vegetariani*

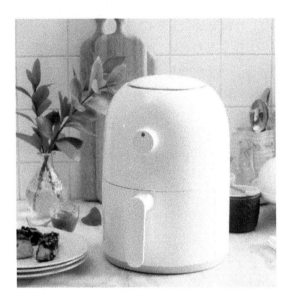

*Creazioni a base vegetale, croccanti alla perfezione*
*40 ricette vegetariane per la tua Air Fryer*

**Marina Maranza**

Marina Maranza @ Copyright 2023

# Patatine fritte all'avocado

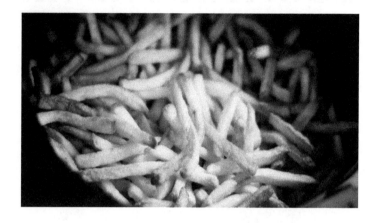

**Tempo di preparazione: 20 minuti**

**Porzioni: 4**

Ingredienti:

1. 2 avocado maturi, tagliati a strisce spesse
2. 1 tazza di pangrattato (senza glutine se si preferisce)
3. 1/2 tazza di farina (senza glutine se si preferisce)
4. 1 cucchiaino di aglio in polvere
5. 1/2 cucchiaino di paprika
6. 2 uova o uova di semi di lino (per un'opzione vegana)
7. Sale e pepe nero q.b.
8. Spray da cucina o olio d'oliva per nebulizzare

Preparazione:

1.  Preriscaldare la friggitrice ad aria a 200 °C (400 °F).
2.  In una ciotola, unire il pangrattato, l'aglio in polvere, la paprika, il sale e il pepe nero.
3.  Mettere la farina in una ciotola separata.
4.  Sbattere le uova (o preparare le uova di semi di lino) in un'altra ciotola.
5.  Immergere ogni fetta di avocado nella farina, poi nelle uova sbattute e infine nel composto di pangrattato, assicurandoti che siano uniformemente rivestiti.
6.  Posizionare le fette di avocado ricoperte in un unico strato nel cestello della friggitrice ad aria, lasciando spazio tra di loro.
7.  Nebulizzare leggermente le fette di avocado con spray da cucina o spennellare leggermente con olio d'oliva.
8.  Cuocere per 8-10 minuti, girando a metà o fino a quando le patatine fritte di avocado sono dorate e croccanti.
9.  Servi caldo con la tua salsa di immersione preferita, come ranch vegano o maionese sriracha.

Opzioni di modifica delle ricette:

1.  Aggiungere un pizzico di pepe di Caienna al composto di pangrattato per un calcio piccante.
2.  Per un'opzione più sana, utilizzare pangrattato integrale e optare per uova di semi di lino.
    *   Sperimenta con diverse salse di immersione come chipotle aioli o salsa di peperoncino dolce per un tocco di sapore unico.

# Peperoni ripieni con quinoa e fagioli neri

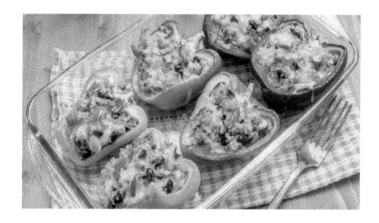

**Tempo di preparazione: 45 minuti**

**Porzioni: 4**

Ingredienti:

1.      4 peperoni grandi, di qualsiasi colore
2.      1 tazza di quinoa, sciacquata e scolata
3.      1 lattina (15 once) fagioli neri, scolati e sciacquati
4.      1 tazza di chicchi di mais (freschi, congelati o in scatola)
5.      1 tazza di pomodori tagliati a dadini (in scatola o freschi)
6.      1 tazza di cipolla rossa tagliata a dadini
7.      1 tazza di brodo vegetale
8.      1 cucchiaino di peperoncino in polvere
9.      1/2 cucchiaino di cumino macinato
10.     Sale e pepe nero q.b.
11.     1 tazza di formaggio grattugiato vegano (facoltativo)
12.     Coriandolo fresco per guarnire

Preparazione:

1. Preriscaldare la friggitrice ad aria a 190 °C (375 °F).
2. Tagliare le cime dai peperoni e rimuovere i semi e le membrane.
3. In una padella grande, scaldare un cucchiaio di olio d'oliva a fuoco medio. Aggiungere la cipolla rossa tagliata a dadini e rosolare fino a quando non diventa traslucida.
4. Aggiungere la quinoa, i fagioli neri, il mais, i pomodori tagliati a dadini, il peperoncino in polvere, il cumino macinato, il sale e il pepe nero alla padella. Mescolare bene.
5. Versare il brodo vegetale e portare a ebollizione il composto. Ridurre la fiamma, coprire e cuocere a fuoco lento per circa 15 minuti o fino a quando la quinoa è cotta e il liquido viene assorbito.
6. Farcire con cura ogni peperone con la miscela di quinoa e fagioli neri, premendolo delicatamente.
7. Mettere i peperoni ripieni nel cestello della friggitrice ad aria.
8. Cuocere per 20-25 minuti, o fino a quando i peperoni sono teneri e leggermente carbonizzati.
9. Se lo si desidera, cospargere di formaggio vegano grattugiato sopra ogni peperone ripieno durante gli ultimi 5 minuti di cottura.
10. Guarnire con coriandolo fresco prima di servire.


Opzioni di modifica delle ricette:

1. Personalizza il ripieno con le tue verdure preferite come zucchine a cubetti, funghi o spinaci.
2. Esaltarne il sapore con una spremuta di succo di lime fresco sui peperoni ripieni prima di servire.
   - Servire con un contorno di panna acida vegana o guacamole.

# Involtini primavera con verdure con salsa di arachidi

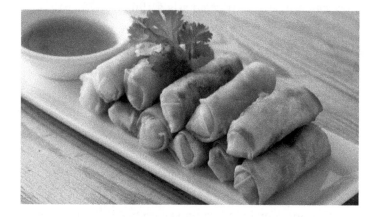

**Tempo di preparazione: 30 minuti**

**Porzioni: 4 (8 involtini primavera)**

Ingredienti per gli involtini primavera:

1. 8 involucri di carta di riso
2. 2 tazze di verdure fresche miste (ad esempio, carote tagliuzzate, cetrioli, peperoni, lattuga)
3. 1 tazza di tagliatelle di riso vermicelli cotte
4. 1/2 tazza di foglie fresche di coriandolo
5. 1/2 tazza di foglie di menta fresca
6. 1/4 tazza di arachidi tritate (opzionale)

Ingredienti per la salsa di arachidi:

7. 1/4 tazza di burro di arachidi liscio
8. 2 cucchiai di salsa di soia o tamari
9. 1 cucchiaio di sciroppo d'acero o nettare di agave
10. 1 cucchiaino di aglio tritato
11. 1 cucchiaino di zenzero tritato
12. 1 cucchiaino di aceto di riso
13. Acqua (se necessario per diluire la salsa)

Preparazione per gli involtini primavera:

1.  Preparare un piatto poco profondo pieno di acqua tiepida.
2.  Immergere un involucro di carta di riso nell'acqua tiepida per alcuni secondi fino a quando non diventa morbido e flessibile.
3.  Posare la carta di riso umida su una superficie pulita.
4.  Mettere una piccola quantità di spaghetti di riso vermicelli cotti al centro della carta di riso.
5.  Completare i noodles con uno strato di verdure fresche miste, foglie di coriandolo, foglie di menta e arachidi tritate (se si utilizza).
6.  Piegare delicatamente i lati della carta di riso sul ripieno, quindi piegare il fondo della carta di riso sul ripieno. Arrotolare strettamente per racchiudere il ripieno, creando un involtino primavera.
7.  Ripetere il processo con gli involucri di carta di riso rimanenti e gli ingredienti di riempimento.

Per la salsa di arachidi:

1.  In una piccola ciotola, sbattere insieme il burro di arachidi, la salsa di soia, lo sciroppo d'acero, l'aglio tritato, lo zenzero tritato e l'aceto di riso.
2.  Se la salsa è troppo densa, aggiungere acqua un cucchiaio alla volta fino a raggiungere la consistenza desiderata.
3.  Servire gli involtini primavera carichi di verdure con la salsa di immersione alle arachidi.

Opzioni di modifica delle ricette:

1.  Aggiungi l'avocado a fette al ripieno per una maggiore cremosità e sapore.
2.  Mescolare un po 'di tofu o tempeh affettato sottilmente per aggiungere proteine.
3.  Personalizza la salsa di immersione con una spolverata di scaglie di peperoncino per un tocco di calore.

# Cappellini Portobello ripieni di spinaci e funghi

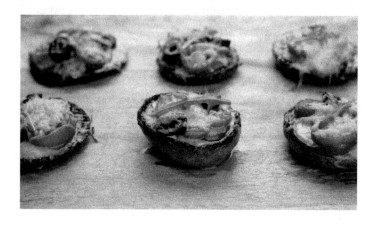

**Tempo di preparazione: 30 minuti**

**Porzioni: 4**

Ingredienti:

1.      4 grandi tappi di funghi portobello, steli rimossi e puliti
2.      2 tazze di spinaci freschi, tritati
3.      1 tazza di funghi champignon, tritati finemente
4.      1/2 tazza di cipolla rossa tagliata a dadini
5.      2 spicchi d'aglio, tritati
6.      1/2 tazza di pangrattato vegano
7.      1/2 tazza di formaggio grattugiato vegano (opzionale)
8.      2 cucchiai di olio d'oliva
9.      Sale e pepe nero q.b.
10.     Prezzemolo fresco tritato per guarnire

Preparazione:

1. Preriscaldare la friggitrice ad aria a 190 °C (375 °F).
2. In una padella grande, scaldare l'olio d'oliva a fuoco medio. Aggiungere la cipolla rossa tagliata a dadini e cuocere fino a quando non diventa traslucida.
3. Aggiungere l'aglio tritato e i funghi champignon tritati alla padella. Soffriggere fino a quando i funghi rilasciano la loro umidità e diventano teneri.
4. Incorporare gli spinaci tritati e rosolare fino a quando non appassiscono. Condire con sale e pepe nero a piacere.
5. Togliere la padella dal fuoco e incorporare il pangrattato vegano e il formaggio grattugiato vegano opzionale. Mescolare fino a quando non è ben amalgamato.
6. Farcire ogni cappello di funghi portobello con il composto di spinaci e funghi, premendolo delicatamente.
7. Mettere i tappi portobello ripieni nel cestello della friggitrice ad aria.
8. Cuocere per 12-15 minuti, o fino a quando i funghi sono teneri e il ripieno è riscaldato.
9. Guarnire con prezzemolo fresco tritato prima di servire.


Opzioni di modifica delle ricette:

1. Aggiungere un pizzico di scaglie di peperoncino rosso al ripieno per un pizzico di calore.
2. Completa i tappi portobello ripieni con ulteriore formaggio grattugiato vegano durante gli ultimi minuti di cottura per una maggiore meltiness.
3. Servire con un filo di riduzione balsamica per un contrasto sapido.

# Patate dolci e ceci al curry

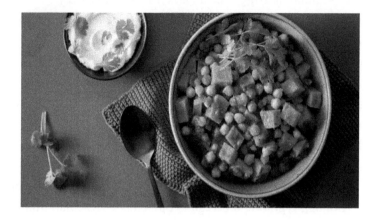

**Tempo di preparazione: 40 minuti**

**Porzioni: 4**

Ingredienti:

1. 2 patate dolci grandi, sbucciate e tagliate a dadini
2. 1 lattina (15 once) di ceci, scolati e sciacquati
3. 1 lattina (14 once) di pomodori a cubetti
4. 1 lattina (14 once) latte di cocco
5. 1 cipolla, tritata finemente
6. 2 spicchi d'aglio, tritati
7. 1 pollice pezzo di zenzero fresco, grattugiato
8. 2 cucchiai di curry in polvere
9. 1 cucchiaino di cumino macinato
10. 1 cucchiaino di coriandolo macinato
11. 1/2 cucchiaino di curcuma
12. 1/2 cucchiaino di fiocchi di peperoncino rosso (regolare a piacere)
13. Sale e pepe nero q.b.
14. 2 cucchiai di olio d'oliva
15. Coriandolo fresco per guarnire
16. Riso cotto o pane naan per servire

Preparazione:

1. Preriscaldare la friggitrice ad aria a 190 °C (375 °F).
2. In una padella grande, scaldare l'olio d'oliva a fuoco medio. Aggiungere la cipolla tritata e rosolare fino a quando non diventa traslucida.
3. Aggiungere l'aglio tritato e lo zenzero grattugiato nella padella e rosolare per un altro minuto fino a quando non diventa fragrante.
4. Mescolare il curry in polvere, cumino macinato, coriandolo macinato, curcuma e fiocchi di peperoncino. Cuocere per un minuto per tostare le spezie.
5. Aggiungere le patate dolci tagliate a dadini e i ceci nella padella. Cuocere per qualche minuto, mescolando per ricoprirli nel composto di spezie.
6. Versare i pomodori tagliati a dadini (con il loro succo) e il latte di cocco. Condire con sale e pepe nero. Mescolare bene.
7. Trasferire la miscela di patate dolci e ceci nel cestello della friggitrice ad aria.
8. Cuocere per 20-25 minuti, o fino a quando le patate dolci sono tenere e il curry è addensato.
9. Servire la patata dolce e il curry di ceci su riso cotto o con pane naan, guarnito con coriandolo fresco.


Opzioni di modifica delle ricette:

1. Personalizza il curry aggiungendo verdure come spinaci, peperoni o piselli.
2. Per un curry più cremoso, frullarne una porzione con un frullatore ad immersione prima di servire.
3. Regolare il livello di piccantezza aumentando o diminuendo i fiocchi di peperoncino.

# Patatine fritte vegane al formaggio e peperoncino

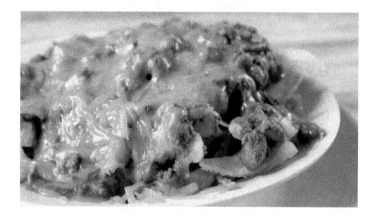

**Tempo di preparazione: 45 minuti**

**Porzioni: 4**

Ingredienti per il peperoncino:

1.  1 lattina (15 once) fagioli neri, scolati e sciacquati
2.  1 lattina (15 once) fagioli, scolati e sciacquati
3.  1 lattina (14 once) di pomodori a cubetti
4.  1 tazza di chicchi di mais (freschi, congelati o in scatola)
5.  1 cipolla, tritata finemente
6.  2 spicchi d'aglio, tritati
7.  1 cucchiaio di peperoncino in polvere
8.  1 cucchiaino di cumino macinato
9.  1/2 cucchiaino di paprika affumicata
10. Sale e pepe nero q.b.

Per le patatine fritte:

1.  4 tazze di patatine fritte surgelate (controllare le opzioni vegane)
2.  1 tazza di formaggio grattugiato vegano (stile cheddar o mozzarella)
3.  1/4 tazza di jalapeños sottaceto affettati (opzionale)
4.  Coriandolo fresco per guarnire

Preparazione per il peperoncino:

1. In una padella capiente, soffriggere la cipolla tritata fino a quando non diventa traslucida.
2. Aggiungere l'aglio tritato e cuocere per un altro minuto fino a quando non diventa fragrante.
3. Mescolare il peperoncino in polvere, il cumino macinato, la paprika affumicata, il sale e il pepe nero.
4. Aggiungere i fagioli neri, i fagioli, i pomodori tagliati a dadini e il mais alla padella. Mescolare bene.
5. Cuocere a fuoco lento il peperoncino per circa 20-25 minuti, mescolando di tanto in tanto, fino a quando non si addensa.

Per le patatine fritte:

1. Preriscaldare la friggitrice ad aria a 200 °C (400 °F).
2. Cuocere le patatine fritte congelate nella friggitrice ad aria secondo le istruzioni della confezione fino a quando non sono croccanti e dorate.
3. Su un grande piatto da portata, disporre le patatine fritte cotte in un unico strato.
4. Cospargere di formaggio vegano grattugiato sulle patatine fritte calde, lasciandolo sciogliere.
5. Cucchiaiare il peperoncino preparato sulle patatine fritte di formaggio.
6. Se lo si desidera, guarnire con jalapeños sottaceto affettati e coriandolo fresco.

Opzioni di modifica delle ricette:

1. Personalizza il tuo peperoncino con verdure aggiuntive come peperoni, pomodori a cubetti con peperoncini verdi o spinaci tritati.
2. Sperimenta diverse opzioni di formaggio vegano per vari sapori.
3. Guarnisci le patatine fritte al peperoncino con una cucchiaiata di panna acida vegana o guacamole.

# Chips di zucchine alla parmigiana croccante

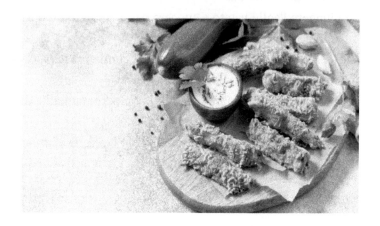

**Tempo di preparazione: 30 minuti**

**Porzioni: 4**

Ingredienti:

1.  2 zucchine medie, tagliate a rondelle sottili
2.  1 tazza di pangrattato vegano
3.  1/2 tazza di parmigiano grattugiato vegano
4.  1 cucchiaino di aglio in polvere
5.  1/2 cucchiaino di origano secco
6.  Sale e pepe nero q.b.
7.  2 uova di lino (2 cucchiai di semi di lino macinati mescolati con 6 cucchiai di acqua) o 2 uova normali se non vegane
8.  Spray da cucina o olio d'oliva per nebulizzare

Preparazione:

1. Preriscaldare la friggitrice ad aria a 190 °C (375 °F).
2. In una ciotola poco profonda, unire il pangrattato vegano, il parmigiano grattugiato vegano, l'aglio in polvere, l'origano secco, il sale e il pepe nero.
3. Immergere ogni zucchina rotonda nell'uovo di lino (o nell'uovo normale), lasciando gocciolare l'eccesso.
4. Rivestire le zucchine rotonde nel composto di pangrattato, premendolo verso il basso per far aderire.
5. Nebulizzare leggermente ogni zucchina ricoperta rotonda con spray da cucina o spennellare leggermente con olio d'oliva.
6. Disporre i tondi di zucchine ricoperti in un unico strato nel cestello della friggitrice ad aria, lasciando spazio tra di loro.
7. Cuocere per 10-12 minuti, girandole a metà o fino a quando le scaglie di zucchine sono dorate e croccanti.
8. Servire caldo come uno spuntino delizioso e sano.


Opzioni di modifica delle ricette:

1. Aggiungere un pizzico di scaglie di peperoncino al composto di pangrattato per un pizzico di calore.
2. Servire le chips di zucchine con un contorno di salsa marinara per immergerle.
3. Sperimenta diversi condimenti come la paprika affumicata o il condimento italiano per vari sapori.

# Hummus Quesadillas Mediterraneo

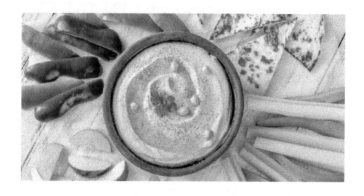

**Tempo di preparazione: 20 minuti**

**Porzioni: 4**

Ingredienti:

1. 4 grandi tortillas integrali o senza glutine
2. 1 tazza di hummus (acquistato in negozio o fatto in casa)
3. 1 tazza di foglie di spinaci baby
4. 1 tazza di cetrioli tagliati a dadini
5. 1 tazza di pomodori tagliati a dadini
6. 1/2 tazza di cipolla rossa tagliata a dadini
7. 1/2 tazza di olive nere affettate
8. 1/4 tazza di formaggio feta vegano sbriciolato (opzionale)
9. Olio d'oliva per spazzolatura
10. Sale e pepe nero q.b.

Preparazione:

1. Preriscaldare la friggitrice ad aria a 190 °C (375 °F).
2. Stendere una tortilla e distribuire uniformemente uno strato generoso di hummus su metà della tortilla.
3. Metti una manciata di foglie di spinaci sopra l'hummus.
4. Aggiungere una porzione di cetrioli tagliati a dadini, pomodori tagliati a dadini, cipolla rossa tagliata a dadini e olive nere affettate sugli spinaci.
5. Se lo si desidera, cospargere di formaggio feta vegano sbriciolato sulle verdure.
6. Condire con sale e pepe nero a piacere.
7. Piegare l'altra metà della tortilla sul ripieno per creare una forma a mezzaluna.
8. Spennellare leggermente l'esterno della quesadilla con olio d'oliva.
9. Mettere la quesadilla nel cestello della friggitrice ad aria.
10. Cuocere per 4-6 minuti, girando a metà o fino a quando la quesadilla è croccante e dorata.
11. Ripeti il processo per le tortillas rimanenti.
12. Affettare ogni quesadilla a spicchi e servire caldo.

Opzioni di modifica delle ricette:

1. Aggiungi una manciata di foglie di basilico fresco per un'esplosione di sapore erbaceo.
2. Condire la glassa balsamica o un condimento tahini sulle quesadillas prima di servire.
3. Sperimenta diversi sapori di hummus come peperoncino arrostito o aglio.

# Parmigiana di melanzane in crosta di panko

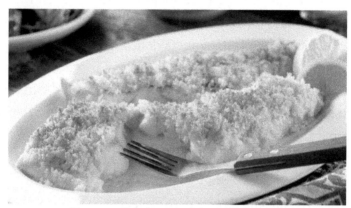

**Tempo di preparazione: 45 minuti**

**Porzioni: 4**

Ingredienti per le melanzane:

1. 2 melanzane grandi, sbucciate e tagliate a rondelle da 1/2 pollice
2. Sale per sudare le melanzane
3. 2 tazze di pangrattato panko (senza glutine se si preferisce)
4. 1 tazza di parmigiano grattugiato vegano
5. 2 cucchiaini di origano secco
6. 1 cucchiaino di aglio in polvere
7. Sale e pepe nero q.b.
8. 2 uova di lino (2 cucchiai di semi di lino macinati mescolati con 6 cucchiai di acqua) o 2 uova normali se non vegane
9. Spray da cucina o olio d'oliva per nebulizzare

Per la salsa:

1. 1 lattina (14 once) pomodori schiacciati
2. 1 cucchiaino di basilico essiccato
3. 1 cucchiaino di origano secco
4. Sale e pepe nero q.b.

Per l'assemblaggio: 2 tazze di mozzarella vegana, foglie di basilico fresco

Preparazione per la melanzana:

1. Disporre i tondi di melanzane su una teglia da forno e cospargerli di sale. Lasciarli riposare per circa 20 minuti per rilasciare l'umidità in eccesso.
2. Dopo 20 minuti, tamponare i tondi di melanzana asciugare con carta assorbente per rimuovere l'umidità.
3. Preriscaldare la friggitrice ad aria a 190 °C (375 °F).
4. In una ciotola poco profonda, unire il pangrattato panko, il parmigiano grattugiato vegano, l'origano secco, l'aglio in polvere, il sale e il pepe nero.
5. Immergere ogni melanzana rotonda nell'uovo di lino (o nell'uovo normale), lasciando gocciolare l'eccesso.
6. Rivestire le melanzane rotonde nel composto di pangrattato, premendolo verso il basso per far aderire.
7. Nebulizzare leggermente ogni melanzana ricoperta rotonda con spray da cucina o spennellare leggermente con olio d'oliva.
8. Disporre i tondi di melanzane rivestiti in un unico strato nel cestello della friggitrice ad aria, lasciando spazio tra di loro.
9. Cuocere per 8-10 minuti, girandole a metà o fino a quando le melanzane sono croccanti e dorate.

Per la salsa: In una casseruola, unire i pomodori schiacciati, il basilico secco, l'origano secco, il sale e il pepe nero. Cuocere a fuoco lento la salsa per circa 10 minuti, mescolando di tanto in tanto.

Per il montaggio:

1. Preriscalda il broiler del forno.
2. In una pirofila, sovrapponi le rondelle di melanzane cotte con la salsa di pomodoro e la mozzarella grattugiata vegana.
3. Posizionare il piatto sotto il broiler per 2-3 minuti, o fino a quando il formaggio è frizzante e dorato.
4. Guarnire con foglie di basilico fresco prima di servire.

# Funghi ripieni alla caprese

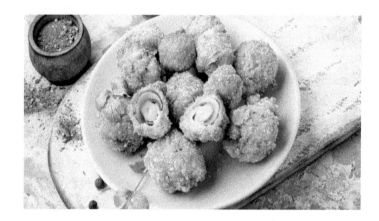

**Tempo di preparazione: 30 minuti**

**Porzioni: 4**

Ingredienti per i funghi ripieni:

1. 12 funghi bottoni grandi, steli rimossi e puliti
2. 1 tazza di mozzarella fresca, tagliata a dadini (usa mozzarella vegana per un'opzione vegana)
3. 1 tazza di pomodorini, tagliati a dadini
4. 1/4 tazza di foglie di basilico fresco, tritate
5. 2 spicchi d'aglio, tritati
6. 2 cucchiai di glassa balsamica
7. Sale e pepe nero q.b.
8. Olio d'oliva per nebulizzazione

Per il condimento del pangrattato:

1. 1/2 tazza di pangrattato panko (senza glutine se si preferisce)
2. 2 cucchiai di parmigiano grattugiato vegano
3. 1 cucchiaino di origano secco
4. 1 cucchiaino di aglio in polvere
5. 2 cucchiai di prezzemolo fresco, tritato
6. Olio d'oliva per nebulizzazione

Preparazione per i funghi ripieni:

1. Preriscaldare la friggitrice ad aria a 190 °C (375 °F).
2. In una ciotola, unire la mozzarella tagliata a dadini, i pomodorini tagliati a dadini, il basilico fresco tritato, l'aglio tritato e la glassa balsamica. Condire con sale e pepe nero a piacere.
3. Farcire ogni tappo di funghi pulito con il composto caprese, premendolo delicatamente.
4. Nebulizzare leggermente i funghi ripieni con olio d'oliva.

Per il condimento del pangrattato:

1. In un'altra ciotola, unire il pangrattato panko, il parmigiano grattugiato vegano, l'origano secco, l'aglio in polvere e il prezzemolo fresco tritato.
2. Cospargere il composto di pangrattato sui funghi ripieni.

Frittura ad aria:

1. Mettere i funghi ripieni nel cestello della friggitrice ad aria.
2. Cuocere per 10-12 minuti, o fino a quando i funghi sono teneri e il condimento del pangrattato è dorato e croccante.

Opzioni di modifica delle ricette:

1. Cospargere un po 'di glassa balsamica extra sui funghi ripieni prima di servire per un sapore più audace.
2. Aggiungere un pizzico di scaglie di peperoncino al composto caprese per un pizzico di calore.
3. Servire i funghi ripieni su un letto di rucola o verdure miste per un contrasto fresco.

# Tacos vegani di cavolfiore

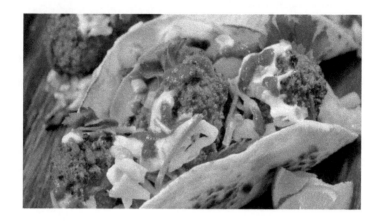

**Tempo di preparazione: 45 minuti**

**Porzioni: 4**

Ingredienti per il cavolfiore di bufala:

1.  1 cespo di cavolfiore, tagliato a cimette
2.  1 tazza di farina per tutti gli usi (senza glutine se si preferisce)
3.  1 tazza di latte di mandorla non zuccherato
4.  1 cucchiaino di aglio in polvere
5.  1 cucchiaino di cipolla in polvere
6.  1/2 cucchiaino di paprika affumicata
7.  Sale e pepe nero q.b.
8.  1 tazza di salsa piccante di bufala (vegan-friendly)
9.  Spray da cucina o olio d'oliva per nebulizzare

Per i Tacos:

1.  8 piccoli gusci morbidi di taco (senza glutine se si preferisce)
2.  2 tazze di lattuga grattugiata
3.  1 tazza di pomodori tagliati a dadini
4.  1/2 tazza di sedano tagliato a dadini
5.  Condimento ranch vegano o condimento vegano al formaggio blu per piovigginare
6.  Coriandolo fresco per guarnire

Preparazione per il cavolfiore di bufalo:

1. Preriscaldare la friggitrice ad aria a 190 °C (375 °F).
2. In una ciotola, sbattere insieme la farina per tutti gli usi, il latte di mandorle non zuccherato, l'aglio in polvere, la cipolla in polvere, la paprika affumicata, il sale e il pepe nero per creare una pastella.
3. Immergere ogni cimette di cavolfiore nella pastella, lasciando gocciolare l'eccesso.
4. Mettere il cavolfiore pastellato nel cestello della friggitrice ad aria.
5. Cuocere per 15-20 minuti, girandoli a metà o fino a quando il cavolfiore è croccante e dorato.
6. In una ciotola separata, mescolare il cavolfiore cotto con la salsa piccante di bufala fino a quando non è ben ricoperto.
7. Riportare il cavolfiore al sugo nella friggitrice ad aria per altri 5 minuti per fissare la salsa.

Per i Tacos:

1. Riscaldare i gusci morbidi di taco secondo le istruzioni della confezione.
2. Assemblare i tacos riempiendo ogni guscio di taco con lattuga tagliuzzata, pomodori a cubetti e sedano a dadini.
3. Aggiungere una generosa porzione di cavolfiore di bufala ad ogni taco.
4. Condisci il condimento ranch vegano o il condimento vegano al formaggio blu sul cavolfiore.
5. Guarnire con coriandolo fresco.

Opzioni di modifica delle ricette:

1. Completa i tacos con avocado a fette o guacamole per una cremosità.
2. Aggiungere alcune fette di jalapeños sottaceto per un fuoco extra.
3. Servire con un contorno di carote e bastoncini di sedano per una classica esperienza di ala di bufalo.

# Funghi ripieni di spinaci e carciofi

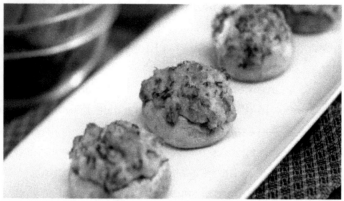

**Tempo di preparazione: 40 minuti**

**Porzioni: 4**

Ingredienti per i funghi ripieni:

1. 12 funghi bottoni grandi, steli rimossi e puliti
2. 1 tazza di spinaci freschi, tritati finemente
3. 1/2 tazza di cuori di carciofo in scatola, scolati e tritati
4. 1/2 tazza di crema di formaggio vegano (aroma di erbe semplici o aglio)
5. 1/4 tazza di parmigiano grattugiato vegano
6. 2 spicchi d'aglio, tritati
7. Sale e pepe nero q.b.
8. Olio d'oliva per nebulizzazione

Per il condimento del pangrattato:

1. 1/2 tazza di pangrattato panko (senza glutine se si preferisce)
2. 2 cucchiai di parmigiano grattugiato vegano
3. 1 cucchiaino di timo essiccato
4. 1 cucchiaino di rosmarino essiccato
5. Olio d'oliva per nebulizzazione

Preparazione per i funghi ripieni:

1. Preriscaldare la friggitrice ad aria a 190 °C (375 °F).
2. In una ciotola, unire gli spinaci freschi tritati, i cuori di carciofo tritati, la crema di formaggio vegana, il parmigiano grattugiato vegano, l'aglio tritato, il sale e il pepe nero.
3. Riempire ogni tappo di funghi pulito con il composto di spinaci e carciofi, premendolo delicatamente.
4. Nebulizzare leggermente i funghi ripieni con olio d'oliva.

Per il condimento del pangrattato:

1. In un'altra ciotola, unire il pangrattato panko, il parmigiano grattugiato vegano, il timo essiccato e il rosmarino essiccato.
2. Cospargere il composto di pangrattato sui funghi ripieni.

Frittura ad aria:

1. Mettere i funghi ripieni nel cestello della friggitrice ad aria.
2. Cuocere per 10-12 minuti, o fino a quando i funghi sono teneri e il condimento del pangrattato è dorato e croccante.

Opzioni di modifica delle ricette:

1. Aggiungere un pizzico di scaglie di peperoncino al composto di spinaci e carciofi per un pizzico di calore.
2. Condire una riduzione balsamica o un olio d'oliva all'aglio sui funghi ripieni prima di servire.
3. Serviteli con un contorno di salsa marinara per intingere.

# Noodles piccanti di arachidi tailandesi con tofu

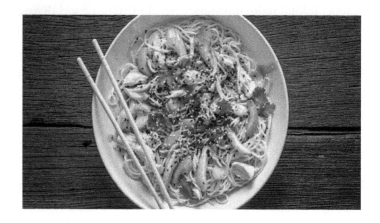

**Tempo di preparazione: 30 minuti**

**Porzioni: 4**

Ingredienti per la salsa di arachidi:

1.  1/2 tazza di burro di arachidi cremoso
2.  1/4 tazza di salsa di soia o tamari
3.  3 cucchiai di aceto di riso
4.  2 cucchiai di sciroppo d'acero o nettare di agave
5.  2 spicchi d'aglio, tritati
6.  1 pollice pezzo di zenzero fresco, grattugiato
7.  1-2 cucchiai di salsa Sriracha (regolare a piacere)
8.  1/4 tazza di acqua tiepida (più se necessario per diluire la salsa)

Per i Noodles:

1.  8 oz spaghetti di riso (o qualsiasi pasta a scelta)
2.  1 blocco (14 once) di tofu extra-duro, pressato e tagliato a cubetti
3.  2 cucchiai di salsa di soia o tamari
4.  1 cucchiaio di olio di sesamo
5.  2 cucchiai di olio vegetale
6.  2 tazze di cimette di broccoli
7.  1 peperone rosso, tagliato a fettine sottili

8. 1 carota, tagliata a julienne

9. 2 cipolle verdi, tritate

10. Arachidi tritate e coriandolo fresco per guarnire

Preparazione per la salsa di arachidi:

1. In una ciotola, sbattere insieme il burro di arachidi cremoso, salsa di soia o tamari, aceto di riso, sciroppo d'acero o nettare di agave, aglio tritato, zenzero grattugiato e salsa Sriracha.

2. Aggiungere gradualmente acqua tiepida, mescolando fino a quando la salsa raggiunge la consistenza desiderata. Accantonare.

Per il Tofu:

1. In una ciotola separata, gettare il tofu a cubetti con salsa di soia o tamari e olio di sesamo.

2. Scaldare l'olio vegetale in una padella a fuoco medio-alto. Aggiungere i cubetti di tofu e cuocere fino a quando non sono dorati e croccanti su tutti i lati. Togliere dalla padella e mettere da parte.

Per i Noodles:

1. Cuocere le tagliatelle di riso secondo le istruzioni della confezione. Scolare e mettere da parte.

2. Nella stessa padella utilizzata per il tofu, aggiungere un po 'più di olio vegetale se necessario. Soffriggere le cimette di broccoli, il peperone rosso e la carota tagliata a julienne fino a quando non sono teneri e croccanti.

3. Aggiungere le tagliatelle di riso cotte alla padella con le verdure saltate.

4. Versare la salsa di arachidi preparata sopra gli spaghetti e le verdure. Mescolare per rivestire uniformemente.

5. Aggiungere i cubetti di tofu croccanti e le cipolle verdi tritate ai noodles. Lancia ancora una volta per combinare tutto.

6. Servire i piccanti spaghetti di arachidi tailandesi con arachidi tritate e coriandolo fresco come guarnizione.

# Pizza Mediterranea Vegana

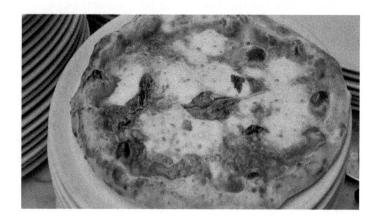

**Tempo di preparazione: 45 minuti**

**Porzioni: 4**

Ingredienti per l'impasto della pizza:

1.      1 libbra (16 once) di pasta per pizza (acquistata in negozio o fatta in casa)
2.      Olio d'oliva per spazzolatura

Per la salsa di pomodoro:

1.      1/2 tazza di salsa di pomodoro
2.      1 cucchiaino di origano secco
3.      1/2 cucchiaino di aglio in polvere
4.      Sale e pepe nero q.b.

Per i condimenti:

1.      1 tazza di foglie di spinaci baby
2.      1/2 tazza di pomodori secchi, tagliati a fettine sottili
3.      1/2 tazza di olive Kalamata, denocciolate e affettate
4.      1/2 tazza di cuori di carciofo, scolati e tagliati a fette
5.      1/2 tazza di cipolla rossa, tagliata a fettine sottili

6.       1/2 tazza di formaggio feta vegano, sbriciolato

7.       Foglie di basilico fresco per guarnire

Preparazione per la salsa di pomodoro: In una ciotola, unire la salsa di pomodoro, l'origano secco, l'aglio in polvere, il sale e il pepe nero. Accantonare.

Per l'impasto della pizza:

1.       Preriscaldare la friggitrice ad aria a 190 °C (375 °F).

2.       Stendete l'impasto della pizza su una superficie leggermente infarinata fino allo spessore desiderato.

3.       Spennellare l'impasto della pizza con olio d'oliva.

Montaggio e frittura ad aria:

1.       Mettere l'impasto della pizza preparato nel cestello della friggitrice ad aria.

2.       Cuocere per 6-8 minuti, o fino a quando la crosta è dorata e croccante.

3.       Rimuovere la crosta della pizza dalla friggitrice ad aria e distribuire uniformemente la salsa di pomodoro su di essa.

4.       Aggiungi le foglie di spinaci, i pomodori secchi, le olive Kalamata, i cuori di carciofo, la cipolla rossa e il formaggio feta vegano come condimenti.

5.       Riportare la pizza condita nella friggitrice ad aria e cuocere per altri 5-7 minuti, o fino a quando i condimenti non sono riscaldati.

6.       Guarnire con foglie di basilico fresco prima di servire.

Opzioni di modifica delle ricette:

1.       Personalizza la tua pizza con altri ingredienti mediterranei come peperoni rossi arrostiti o capperi.

2.       Cospargere l'olio extravergine di oliva sulla pizza per un finale ricco e saporito.

3.       Aggiungere una spolverata di scaglie di peperoncino tritato per un tocco di calore.

# Teriyaki Tempeh e spiedini di ananas

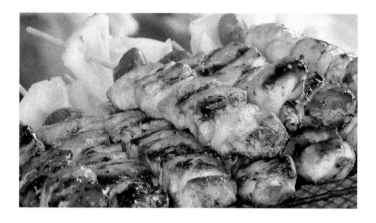

**Tempo di preparazione: 45 minuti (incluso il tempo di marinatura)**

**Porzioni: 4**

Ingredienti per la marinata Teriyaki:

1.  1/2 tazza di salsa di soia o tamari
2.  1/4 tazza di aceto di riso
3.  1/4 tazza di sciroppo d'acero o nettare di agave
4.  2 spicchi d'aglio, tritati
5.  1 pollice pezzo di zenzero fresco, grattugiato
6.  1 cucchiaio di amido di mais (o polvere di arrowroot)
7.  1/4 tazza di acqua

Per gli spiedini:

1.  1 confezione (8 once) di tempeh, tagliata a cubetti
2.  1 ananas piccolo, tagliato a tocchetti
3.  1 peperone rosso, tagliato a tocchetti
4.  1 cipolla rossa, tagliata a tocchetti
5.  Spiedini di legno, immersi in acqua per 30 minuti per evitare di bruciare
6.  Semi di sesamo e cipolle verdi tritate per guarnire

Preparazione per la marinata Teriyaki:

1. In una casseruola, unire la salsa di soia o tamari, aceto di riso, sciroppo d'acero o nettare di agave, aglio tritato e zenzero grattugiato.
2. In una piccola ciotola separata, mescolare l'amido di mais con acqua per creare un impasto.
3. Scaldare la casseruola a fuoco medio e portare la salsa a fuoco lento.
4. Mescolare la sospensione di amido di mais e continuare a cuocere a fuoco lento fino a quando la salsa non si addensa. Togliere dal fuoco e lasciare raffreddare.

Per gli spiedini:

1. In una ciotola, gettare il tempeh a cubetti con una porzione della marinata teriyaki raffreddata. Lasciare marinare per almeno 30 minuti.
2. Preriscaldare la friggitrice ad aria a 190 °C (375 °F).
3. Infilare il tempeh marinato, i pezzi di ananas, il peperone rosso e la cipolla rossa sugli spiedini di legno imbevuti in uno schema alternato.
4. Spennellare leggermente gli spiedini con un po 'della marinata teriyaki.
5. Posizionare gli spiedini nel cestello della friggitrice ad aria, lasciando spazio tra di loro.
6. Cuocere per 10-15 minuti, girandoli a metà o fino a quando il tempeh non sarà riscaldato e leggermente croccante.
7. Durante gli ultimi minuti di cottura, spennellare gli spiedini con più marinata teriyaki per aggiungere sapore extra.
8. Servire il tempeh teriyaki e spiedini di ananas guarniti con semi di sesamo e cipolle verdi tritate.

# Risotto alla zucca e salvia

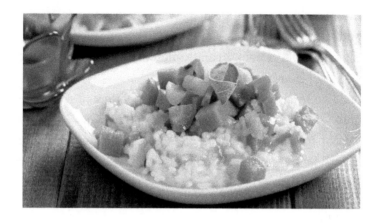

**Tempo di preparazione: 1 ora**

**Porzioni: 4**

Ingredienti per la zucca arrostita:

1. 1 piccola zucca, sbucciata, senza semi e tagliata a cubetti da 1 pollice
2. 2 cucchiai di olio d'oliva
3. 1 cucchiaio di foglie di salvia fresca, tritate
4. Sale e pepe nero q.b.

Per il Risotto:

1. 1 1/2 tazze di riso Arborio
2. 1/2 tazza di vino bianco secco
3. 1 cipolla piccola, tritata finemente
4. 2 spicchi d'aglio, tritati
5. 6 tazze di brodo vegetale, tenuto al caldo
6. 2 cucchiai di olio d'oliva
7. 2 cucchiai di burro vegano

8. 1/2 tazza di lievito alimentare (facoltativo, per un sapore di formaggio)
9. Sale e pepe nero q.b.
10. Foglie di salvia fresca per guarnire

Preparazione per la zucca arrostita:

1. Preriscaldare la friggitrice ad aria a 190 °C (375 °F).
2. In una ciotola, unire i cubetti di zucca, l'olio d'oliva, le foglie di salvia tritate, il sale e il pepe nero. Mescolare per rivestire uniformemente.
3. Metti la zucca stagionata nel cestello della friggitrice ad aria.
4. Cuocere per 20-25 minuti, o fino a quando la zucca è tenera e leggermente caramellata. Togliere e mettere da parte.

Per il Risotto:

1. In una padella grande o in una casseruola larga, scaldare 2 cucchiai di olio d'oliva e 1 cucchiaio di burro vegano a fuoco medio.
2. Aggiungere la cipolla tritata finemente e cuocere fino a quando non diventa traslucida, circa 5 minuti.
3. Incorporare l'aglio tritato e il riso Arborio. Cuocere per altri 2-3 minuti, o fino a quando il riso è leggermente tostato.
4. Versare il vino bianco secco e mescolare fino a quando non è per lo più assorbito dal riso.
5. Iniziate ad aggiungere il brodo vegetale caldo, un mestolo alla volta, mescolando spesso. Attendere che ogni mestolo di brodo sia assorbito prima di aggiungere il successivo.
6. Continuare questo processo fino a quando il riso è cremoso e cotto al dente. Questo dovrebbe richiedere circa 18-20 minuti.
7. Mescolare il lievito alimentare (se si utilizza) per aggiungere sapore e cremosità.
8. Condire il risotto con sale e pepe nero a piacere.

# Pomodori ripieni

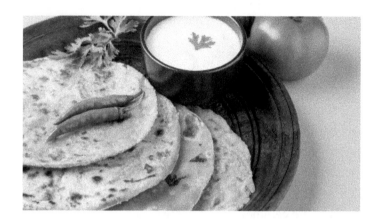

**Tempo di preparazione: 45 minuti**

**Porzioni: 4**

Ingredienti per i pomodori ripieni:

1.      4 grandi bistecche di manzo o pomodori Roma
2.      1 tazza di quinoa cotta (o riso)
3.      1 tazza di fagioli neri cotti e scolati
4.      1/2 tazza di chicchi di mais (freschi, congelati o in scatola)
5.      1/2 tazza di peperoni a dadini (rosso, verde o giallo)
6.      1/2 tazza di cipolla rossa tagliata a dadini
7.      2 spicchi d'aglio, tritati
8.      1 cucchiaino di cumino macinato
9.      1/2 cucchiaino di peperoncino in polvere (regolare a piacere)
10.     Sale e pepe nero q.b.
11.     1/4 tazza di coriandolo fresco tritato
12.     1/4 tazza di formaggio grattugiato vegano (opzionale)
13.     Spray da cucina o olio d'oliva per nebulizzare

Preparazione:

1. Preriscaldare la friggitrice ad aria a 190 °C (375 °F).
2. Affettare le cime dai pomodori e raccogliere con cura i semi e la polpa, lasciando un guscio cavo. Prenota le cime.
3. In una grande ciotola, unire la quinoa cotta, fagioli neri cotti, chicchi di mais, peperoni tagliati a dadini, cipolla rossa a dadini, aglio tritato, cumino macinato, peperoncino in polvere, sale, pepe nero e coriandolo fresco tritato. Mescolare fino a quando non è ben amalgamato.
4. Farcire delicatamente ogni pomodoro con il composto di quinoa e verdure, premendolo leggermente.
5. Se lo si desidera, completare ogni pomodoro ripieno con una spolverata di formaggio grattugiato vegano.
6. Metti i pomodori ripieni nel cestello della friggitrice ad aria e posiziona le cime di pomodoro riservate accanto a loro.
7. Nebulizzare leggermente i pomodori ripieni e le cime con spray da cucina o spennellarli con olio d'oliva.
8. Cuocere per 15-20 minuti, o fino a quando i pomodori sono teneri e leggermente vesciche, e il ripieno è riscaldato.
9. Servire i pomodori ripieni fritti all'aria con le cime riservate come guarnizione.


Opzioni di modifica delle ricette:

1. Aggiungi un pizzico di salsa piccante o fiocchi di peperoncino alla miscela di quinoa per un calcio piccante.
2. Sostituire i fagioli neri con lenticchie cotte o ceci per la variazione.
3. Condire la glassa balsamica o un condimento tahini sui pomodori ripieni prima di servire.

# Tacos vegani di jackfruit per barbecue

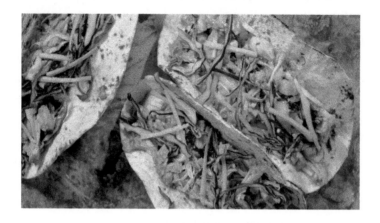

**Tempo di preparazione: 45 minuti**

**Porzioni: 4**

Ingredienti per il barbecue Jackfruit:

1.　　2 lattine (20 oz ciascuna) giovani jackfruit verdi in acqua o salamoia, scolate e sciacquate
2.　　1 tazza di salsa barbecue vegana
3.　　1 cipolla rossa piccola, tritata finemente
4.　　2 spicchi d'aglio, tritati
5.　　1 cucchiaio di olio d'oliva
6.　　1/2 cucchiaino di paprika affumicata
7.　　Sale e pepe nero q.b.

Per lo Slaw:

1.　　2 tazze di cavolo triturato (verde o viola)
2.　　1/2 tazza di carote triturate
3.　　1/4 tazza di maionese vegana
4.　　1 cucchiaio di aceto di mele
5.　　1 cucchiaino di sciroppo d'acero o nettare di agave
6.　　Sale e pepe nero q.b.

Per il montaggio:

1. 8 piccoli gusci morbidi di taco (senza glutine se si preferisce)
2. Foglie fresche di coriandolo per guarnire
3. Spicchi di lime per servire

Preparazione per il barbecue Jackfruit:

1. In una padella grande, scaldare l'olio d'oliva a fuoco medio.
2. Aggiungere la cipolla rossa tritata finemente e rosolare fino a quando traslucida, circa 5 minuti.
3. Incorporare l'aglio tritato e la paprika affumicata, cuocere per altri 1-2 minuti fino a quando non diventa fragrante.
4. Aggiungi il jackfruit sciacquato alla padella e spezzettalo con una forchetta o uno schiacciapatate, simile al maiale tirato.
5. Versare la salsa barbecue vegana sul jackfruit, mescolando per rivestire uniformemente.
6. Cuocere a fuoco lento la miscela di jackfruit per 10-15 minuti, o fino a quando non viene riscaldata e ha assorbito i sapori. Condire con sale e pepe nero a piacere.

Per lo Slaw:

1. In una ciotola, unire il cavolo tritato e le carote tagliuzzate.
2. In una piccola ciotola separata, sbatti insieme la maionese vegana, l'aceto di sidro di mele, lo sciroppo d'acero o il nettare di agave, il sale e il pepe nero.
3. Versare il condimento sopra il cavolo e le carote, lanciando per rivestire uniformemente.

Assemblea:

1. Riscaldare i taco secondo le istruzioni della confezione.
2. Riempi ogni guscio di taco con una porzione della miscela di jackfruit per barbecue.
3. Completare con lo slaw preparato e guarnire con foglie di coriandolo fresco. Servire con succo di lime sopra.

# Bocconcini di tofu al cocco croccanti

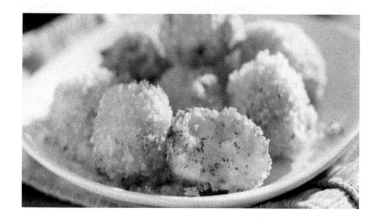

**Tempo di preparazione: 45 minuti**

**Porzioni: 4**

Ingredienti per il tofu al cocco:

1. 1 blocco (14 once) di tofu extra-duro, pressato e tagliato a cubetti
2. 1 tazza di cocco triturato non zuccherato
3. 1/2 tazza di pangrattato panko (senza glutine se si preferisce)
4. 1/2 tazza di farina per tutti gli usi (o farina di riso per un'opzione senza glutine)
5. 1 cucchiaino di aglio in polvere
6. 1/2 cucchiaino di paprika affumicata
7. Sale e pepe nero q.b.
8. 1 tazza di latte di cocco non zuccherato (in scatola o da un cartone)
9. Spray da cucina o olio d'oliva per nebulizzare

Per la salsa di immersione:

1. 1/4 tazza di salsa di peperoncino dolce
2. 1 cucchiaio di salsa di soia o tamari
3. 1 cucchiaio di succo di lime
4. 1 cucchiaino di zenzero fresco grattugiato
5. 1 spicchio d'aglio, tritato

6.   Foglie fresche di coriandolo per guarnire

Preparazione:

1.   Per il tofu al cocco:
2.   Preriscaldare la friggitrice ad aria a 190 °C (375 °F).
3.   In una ciotola poco profonda, unire la noce di cocco tagliuzzata non zuccherata, il pangrattato panko, la farina per tutti gli usi (o farina di riso), l'aglio in polvere, la paprika affumicata, il sale e il pepe nero.
4.   Immergere ogni pezzo di tofu a cubetti nel latte di cocco non zuccherato, lasciando gocciolare l'eccesso.
5.   Rivestire i pezzi di tofu nella miscela di cocco e pangrattato, premendolo verso il basso per aderire.
6.   Metti i pezzi di tofu rivestiti nel cestello della friggitrice ad aria, lasciando spazio tra di loro.
7.   Nebulizzare leggermente i bocconcini di tofu con spray da cucina o spennellare leggermente con olio d'oliva.
8.   Cuocere per 15-20 minuti, girandoli a metà o fino a quando il tofu è croccante e dorato.

Per la salsa di immersione:

1.   In una piccola ciotola, sbattere insieme la salsa di peperoncino dolce, la salsa di soia o tamari, il succo di lime, lo zenzero fresco grattugiato e l'aglio tritato.
2.   Servire i bocconcini di tofu al cocco croccanti con la salsa di immersione e guarnire con foglie di coriandolo fresco.

Opzioni di modifica delle ricette:

1.   Aggiungere un pizzico di scaglie di peperoncino rosso al composto di cocco e pangrattato per un calcio piccante.
2.   Servire i morsi di tofu su un letto di verdure miste per un contrasto rinfrescante.
3.   Crea una salsa di immersione infusa di lime aggiungendo un po 'di scorza di lime alla salsa.

# Ratatouille con polenta alle erbe

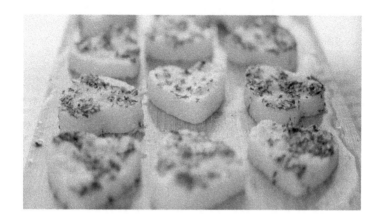

**Tempo di preparazione: 1 ora**

**Porzioni: 4**

Ingredienti per la Ratatouille:

1.    1 melanzana, tagliata a cubetti da 1 pollice
2.    2 zucchine, tagliate a cubetti da 1 pollice
3.    1 peperone rosso, tagliato a dadini
4.    1 peperone giallo, tagliato a dadini
5.    1 cipolla, tritata finemente
6.    2 spicchi d'aglio, tritati
7.    1 lattina (14 once) di pomodori a cubetti (o 2 tazze di pomodori freschi a cubetti)
8.    2 cucchiai di concentrato di pomodoro
9.    2 cucchiaini di timo essiccato
10.   2 cucchiaini di rosmarino essiccato
11.   Sale e pepe nero q.b.
12.   Olio d'oliva per saltare in padella

Per la polenta erbacea:

1.    1 tazza di polenta (farina di mais)
2.    4 tazze di brodo vegetale
3.    1/4 tazza di burro vegano

4.  1/4 tazza di lievito alimentare (facoltativo, per un sapore di formaggio)
5.  2 cucchiai di foglie di basilico fresco, tritate
6.  2 cucchiai di foglie di prezzemolo fresco, tritate
7.  Sale e pepe nero q.b.

Preparazione per la Ratatouille:

1.  In una padella grande, scaldare qualche cucchiaio di olio d'oliva a fuoco medio.
2.  Aggiungere la cipolla tritata finemente e rosolare fino a quando non diventa traslucida, circa 5 minuti.
3.  Incorporare l'aglio tritato e cuocere per altri 1-2 minuti fino a quando non diventa fragrante.
4.  Aggiungere le melanzane tagliate a dadini, le zucchine tagliate a dadini, il peperone rosso tagliato a dadini e il peperone giallo tagliato a dadini nella padella. Soffriggere per circa 10 minuti, o fino a quando le verdure iniziano ad ammorbidirsi.
5.  Incorporare i pomodori tagliati a dadini, il concentrato di pomodoro, il timo essiccato, il rosmarino essiccato, il sale e il pepe nero.
6.  Cuocere a fuoco lento la ratatouille per 15-20 minuti, o fino a quando le verdure sono tenere e i sapori si fondono insieme.

Per la polenta erbacea:

1.  In una grande casseruola, portare a ebollizione il brodo vegetale.
2.  Sbattere gradualmente la polenta, mescolando continuamente per evitare grumi.
3.  Ridurre la fiamma al minimo e cuocere a fuoco lento la polenta, mescolando frequentemente, per circa 15-20 minuti, o finché non si addensa e diventa cremosa.
4.  Mescolare il burro vegano, il lievito alimentare (se si utilizza), il basilico fresco tritato, il prezzemolo fresco tritato, il sale e il pepe nero.
5.  Servire la ratatouille su un letto di polenta alle erbe.

# Enchiladas vegane di patate e spinaci

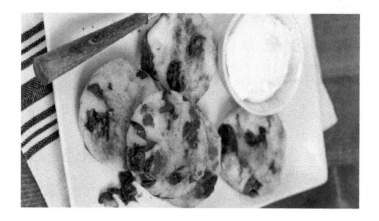

**Tempo di preparazione: 1 ora**

**Porzioni: 4**

Ingredienti per il ripieno di Enchilada:

1. 4 patate medie, sbucciate e tagliate a cubetti
2. 4 tazze di foglie di spinaci freschi, tritate
3. 1 cipolla piccola, tritata finemente
4. 2 spicchi d'aglio, tritati
5. 1 cucchiaino di cumino macinato
6. 1/2 cucchiaino di peperoncino in polvere (regolare a piacere)
7. Sale e pepe nero q.b.
8. Olio d'oliva per saltare in padella

Per la salsa Enchilada:

1. 2 tazze di salsa di pomodoro
2. 2 cucchiaini di peperoncino in polvere
3. 1 cucchiaino di cumino macinato
4. 1/2 cucchiaino di aglio in polvere
5. Sale e pepe nero q.b.

Per il montaggio:

1. 8 piccole tortillas di mais (controllare se necessario senza glutine)

2. 1 tazza di formaggio grattugiato vegano (stile cheddar o mozzarella)
3. Foglie fresche di coriandolo per guarnire
4. Jalapeños affettati (opzionale per calore extra)

Preparazione:

1. Per il ripieno di Enchilada:
2. In una padella grande, scaldare qualche cucchiaio di olio d'oliva a fuoco medio.
3. Aggiungere la cipolla tritata finemente e rosolare fino a quando non diventa traslucida, circa 5 minuti.
4. Mescolare l'aglio tritato, il cumino macinato e il peperoncino in polvere. Cuocere per altri 1-2 minuti fino a quando fragrante.
5. Aggiungere le patate tagliate a dadini nella padella. Cuocere per circa 15-20 minuti, o fino a quando le patate sono tenere e leggermente dorate.
6. Incorporare gli spinaci freschi tritati e cuocere per altri 2-3 minuti fino ad appassimento. Condire con sale e pepe nero a piacere.

Per la salsa Enchilada:

1. In una casseruola separata, unire la salsa di pomodoro, il peperoncino in polvere, il cumino macinato, l'aglio in polvere, il sale e il pepe nero.
2. Cuocere a fuoco basso la salsa per 10-15 minuti, permettendo ai sapori di fondersi insieme.

Assemblea:

1. Preriscaldare il forno a 350 ° F (175 ° C).
2. Versare uno strato sottile di salsa enchilada sul fondo di una pirofila.
3. Scaldare leggermente le tortillas di mais nel microonde o su una piastra per renderle flessibili.
4. Versare una porzione di ripieno di patate e spinaci su ogni tortilla e arrotolarla strettamente. Mettere le tortillas ripiene con il lato rivolto verso il basso nella teglia.
5. Versare la salsa enchilada rimanente sopra le tortillas ripiene.
6. Cospargere di formaggio grattugiato vegano sulla salsa.
7. Cuocere nel forno preriscaldato per 20-25 minuti, o fino a quando le enchiladas sono riscaldate e il formaggio è sciolto e frizzante.
8. Guarnire con foglie di coriandolo fresco e jalapeños affettati se lo si desidera.

# Bocconcini vegani di broccoli e Cheddar

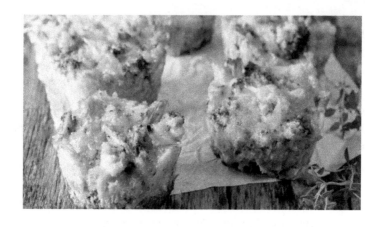

**Tempo di preparazione: 45 minuti**

**Porzioni: 4**

Ingredienti per i morsi di broccoli e cheddar:

1. 2 tazze di cimette di broccoli, cotte al vapore e tritate finemente
2. 1 tazza di formaggio cheddar vegano, grattugiato
3. 1/4 tazza di crema di formaggio vegano
4. 1/4 tazza di maionese vegana
5. 1/4 tazza di pangrattato (senza glutine se preferito)
6. 2 cucchiai di lievito alimentare (facoltativo, per un sapore di formaggio)
7. 2 spicchi d'aglio, tritati
8. 1/2 cucchiaino di cipolla in polvere
9. 1/4 di cucchiaino di paprika affumicata
10. Sale e pepe nero q.b.
11. Spray da cucina o olio d'oliva per nebulizzare

Per la salsa di immersione:

1. 1/2 tazza di panna acida vegana o yogurt vegano
2. 1 cucchiaio di succo di limone fresco
3. 1 cucchiaino di senape di Digione
4. 1 cucchiaino di erba cipollina fresca, tritata (o erba cipollina secca)
5. Sale e pepe nero q.b.

Preparazione per i morsi di broccoli e cheddar:

1. Preriscaldare la friggitrice ad aria a 190 °C (375 °F).
2. In una grande ciotola, unire le cimette di broccoli al vapore tritate finemente, il formaggio cheddar vegano, il formaggio cremoso vegano, la maionese vegana, il pangrattato, il lievito alimentare (se si utilizza), l'aglio tritato, la cipolla in polvere, la paprika affumicata, il sale e il pepe nero. Mescolare fino a quando tutti gli ingredienti sono ben amalgamati.
3. Usando le mani, modellare il composto in palline o polpette di dimensioni ridotte.
4. Nebulizzare leggermente i morsi di broccoli e cheddar con spray da cucina o spennellarli con olio d'oliva.
5. Metti i morsi sagomati nel cestello della friggitrice ad aria, lasciando spazio tra di loro.
6. Cuocere per 12-15 minuti, girandoli a metà o finché non saranno dorati e croccanti all'esterno.

Per la salsa di immersione:

1. In una piccola ciotola, sbatti insieme la panna acida vegana o lo yogurt vegano, il succo di limone fresco, la senape di Digione, l'erba cipollina fresca tritata, il sale e il pepe nero.
2. Servire i broccoli vegani e i bocconcini di cheddar con la salsa di immersione.

# Torta del pastore con funghi e lenticchie

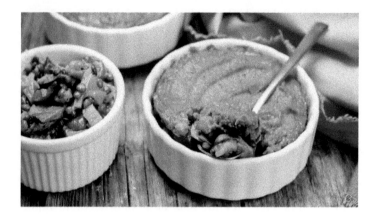

**Tempo di preparazione: 1 ora**

**Porzioni: 4-6**

Ingredienti per il ripieno di lenticchie:

1. 1 tazza di lenticchie verdi o marroni, sciacquate e scolate
2. 3 tazze di brodo vegetale
3. 2 cucchiai di olio d'oliva
4. 1 cipolla, tritata finemente
5. 2 spicchi d'aglio, tritati
6. 2 carote, tagliate a dadini
7. 2 gambi di sedano, tagliati a dadini
8. 8 oz di funghi, tagliati a fette
9. 1 tazza di piselli surgelati
10. 2 cucchiai di concentrato di pomodoro
11. 2 cucchiaini di timo essiccato
12. 1 cucchiaino di rosmarino essiccato
13. Sale e pepe nero q.b.

Per il condimento purè di patate:

1. 4 tazze di patate, sbucciate e tagliate a dadini
2. 1/4 tazza di burro vegano
3. 1/2 tazza di latte di mandorla non zuccherato (o il tuo latte non caseario preferito)
4. Sale e pepe nero q.b.

5.    Erba cipollina fresca, tritata, per guarnire (facoltativa)

Preparazione per il ripieno di lenticchie:

1.    In una casseruola media, unire le lenticchie sciacquate e il brodo
      vegetale. Portare a ebollizione, quindi ridurre il calore a fuoco lento.
      Cuocere per 20-25 minuti o fino a quando le lenticchie sono tenere.
      Scolare il liquido in eccesso e mettere da parte.
2.    In una padella grande, scaldare l'olio d'oliva a fuoco medio. Aggiungere
      la cipolla tritata e rosolare per circa 5 minuti fino a quando non sarà
      traslucida.
3.    Mescolare l'aglio tritato, le carote tagliate a dadini e il sedano tagliato a
      dadini. Rosolare per altri 5 minuti.
4.    Aggiungere i funghi affettati e cuocere per altri 5 minuti fino a quando
      non iniziano a rilasciare la loro umidità.
5.    Mescolare il concentrato di pomodoro, il timo essiccato, il rosmarino
      essiccato, il sale e il pepe nero. Cuocere per 2-3 minuti.
6.    Aggiungere le lenticchie cotte e i piselli surgelati nella padella.
      Mescolare tutto insieme e cuocere per altri 5 minuti fino a quando non si
      riscalda. Regolare i condimenti se necessario.

Per il condimento purè di patate:

1.    Lessare le patate tagliate a dadini in una pentola capiente di acqua salata
      per circa 15 minuti o finché non sono morbide e facilmente forabili con
      una forchetta. Drenaggio.
2.    Schiacciare le patate con burro vegano e latte di mandorla fino a che
      liscio. Condire con sale e pepe nero a piacere.

Assemblea:

1.    Preriscaldare il forno a 190 ° C (375 ° F).
2.    Stendere uniformemente il composto di lenticchie e verdure in una
      pirofila.
3.    Versare il purè di patate sul composto di lenticchie, distribuendole con
      una forchetta o una spatola.
4.    Se lo si desidera, utilizzare una forchetta per creare creste sulla superficie
      del purè di patate.
5.    Cuocere nel forno preriscaldato per 25-30 minuti o fino a quando la parte
      superiore è leggermente dorata e il ripieno è gorgogliante.
6.    Guarnire con erba cipollina fresca tritata, se vi piace.

# Anelli dolci di mela alla cannella

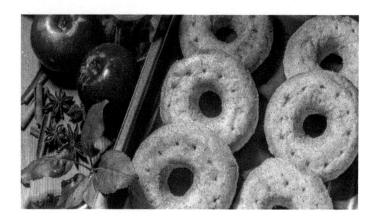

**Tempo di preparazione: 30 minuti**

**Porzioni: 4**

Ingredienti per il rivestimento di zucchero alla cannella:

1.      1/2 tazza di zucchero semolato - 1 cucchiaio di cannella in polvere

Per gli anelli Apple:

1.      2 mele grandi (qualsiasi varietà tu preferisca), torsolo e tagliate ad anelli, spesse circa 1/4 di pollice
2.      1 tazza di farina per tutti gli usi (o farina di riso per un'opzione senza glutine)
3.      1/2 tazza di latte di mandorla non zuccherato (o il tuo latte non caseario preferito)
4.      1 cucchiaino di estratto di vaniglia
5.      Spray da cucina o olio d'oliva per nebulizzare

Preparazione per il rivestimento di zucchero alla cannella: In una ciotola poco profonda, mescolare insieme lo zucchero semolato e la cannella in polvere. Accantonare.

Per gli anelli Apple:

1. Preriscaldare la friggitrice ad aria a 190 °C (375 °F).
2. In una ciotola, sbattere insieme la farina per tutti gli usi, il latte di mandorla non zuccherato e l'estratto di vaniglia fino ad ottenere una pastella liscia.
3. Immergere ogni anello di mela nella pastella, lasciando gocciolare l'eccesso.
4. Metti gli anelli di mela malconci nel cestello della friggitrice ad aria, assicurandoti che non si sovrappongano.
5. Nebulizzare leggermente gli anelli di mela con spray da cucina o spennellarli con olio d'oliva.
6. Cuocere per 8-10 minuti, capovolgendo gli anelli a metà o fino a quando non saranno dorati e croccanti.
7. Mentre gli anelli di mela sono ancora caldi, gettali nella miscela di zucchero alla cannella fino a quando non sono uniformemente rivestiti.
8. Servi gli anelli di mela di zucchero alla cannella fritti all'aria come dessert o spuntino delizioso e più sano.


Opzioni di modifica delle ricette:

1. Condire la salsa al caramello o il burro vegano fuso sugli anelli di mela per una maggiore ricchezza.
2. Servire con una pallina di gelato vegano alla vaniglia per una deliziosa sorpresa.
3. Sperimenta con diverse spezie nel rivestimento di zucchero alla cannella, come noce moscata o pimento, per sapori unici.

# Pasta al pesto con pomodorini

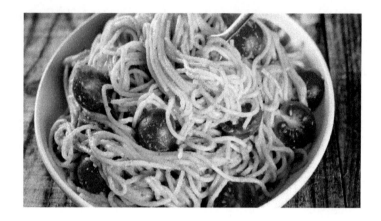

**Tempo di preparazione: 25 minuti**

**Porzioni: 4**

Ingredienti per il pesto vegano:

1.      2 tazze di foglie di basilico fresco, confezionate
2.      1/2 tazza di pinoli
3.      2 spicchi d'aglio, tritati
4.      1/2 tazza di lievito alimentare (per un sapore di formaggio)
5.      1/2 tazza di olio extravergine di oliva
6.      1 cucchiaio di succo di limone
7.      Sale e pepe nero q.b.

Per la pasta:

1.      12 oz (circa 340g) la tua pasta preferita (senza glutine se preferisci)
2.      1 litro di pomodorini, tagliati a metà
3.      1/4 tazza di olive Kalamata denocciolate, tritate
4.      1/4 tazza di cipolla rossa, tritata finemente
5.      Parmigiano vegano, per guarnire (facoltativo)
6.      Foglie di basilico fresco, per guarnire (facoltativo)

Preparazione per il pesto vegano:

1. In un robot da cucina, unire le foglie di basilico fresco, i pinoli, l'aglio tritato, il lievito alimentare e il succo di limone.
2. Mentre il robot da cucina è in funzione, irrorare lentamente l'olio extravergine di oliva fino ad ottenere un pesto liscio. Potrebbe essere necessario raschiare i lati della ciotola mentre si va.
3. Condire il pesto con sale e pepe nero a piacere. Accantonare.

Per la pasta:

1. Cuocere la pasta secondo le istruzioni della confezione fino a quando non è al dente. Scolare e mettere da parte.
2. In una ciotola capiente, unire la pasta cotta, i pomodorini tagliati a metà, le olive Kalamata tritate e la cipolla rossa tritata finemente.
3. Aggiungere il pesto vegano preparato al composto di pasta. Mescolare fino a quando tutto è ben ricoperto con il pesto.
4. Servire la pasta al pesto vegano con pomodorini guarniti con parmigiano vegano e foglie di basilico fresco se lo si desidera.

Opzioni di modifica delle ricette:

1. Aggiungi una manciata di spinaci o rucola alla pasta per verdure extra.
2. Cospargere la glassa balsamica o una spremuta di succo di limone sulla pasta prima di servire per un calcio piccante.
3. Mescolare i pinoli tostati per una consistenza più croccante.

# Pad Thai Vegano con Tofu

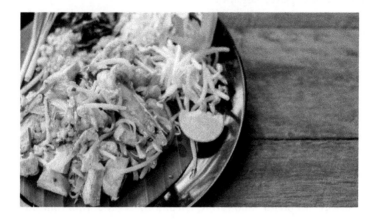

**Tempo di preparazione: 30 minuti**

**Porzioni: 4**

Ingredienti per la salsa Pad Thai:

1.      1/4 tazza di salsa di soia o tamari (per un'opzione senza glutine)
2.      2 cucchiai di succo di lime
3.      2 cucchiai di aceto di riso
4.      2 cucchiai di zucchero di canna o zucchero di cocco
5.      1 cucchiaio di salsa Sriracha (regolare a piacere)
6.      1 spicchio d'aglio, tritato

Per il Pad Thai:

1.      8 once (circa 225 g) spaghetti di riso (larghi o sottili, a scelta)
2.      1 blocco (14 once) di tofu extra-duro, pressato e tagliato a cubetti
3.      2 cucchiai di olio vegetale
4.      2 spicchi d'aglio, tritati
5.      1 cipolla rossa piccola, tagliata a fettine sottili
6.      1 peperone rosso, tagliato a fettine sottili
7.      1 carota, tagliata a julienne
8.      2 tazze di germogli di soia

9.      3 cipolle verdi, tritate

10.    Arachidi tritate, per guarnire (facoltativo)

11.    Foglie fresche di coriandolo, per guarnire (facoltativo)

12.    Spicchi di lime, da servire

Preparazione per la salsa Pad Thai: in una piccola ciotola, sbattere insieme la salsa di soia o tamari, succo di lime, aceto di riso, zucchero di canna o zucchero di cocco, salsa Sriracha e aglio tritato. Accantonare.

Per il Pad Thai:

1.      Cuocere le tagliatelle di riso secondo le istruzioni della confezione fino a quando non sono al dente. Scolare e mettere da parte.

2.      In una padella grande o wok, riscaldare l'olio vegetale a fuoco medio-alto.

3.      Aggiungere il tofu tagliato a cubetti e cuocere fino a quando non è dorato e croccante su tutti i lati. Questo dovrebbe richiedere circa 10 minuti. Togliere il tofu dalla padella e metterlo da parte.

4.      Nella stessa padella, aggiungere l'aglio tritato, la cipolla rossa affettata, il peperone rosso affettato e la carota tagliata a julienne. Soffriggere per circa 3-5 minuti fino a quando le verdure non si saranno leggermente ammorbidite.

5.      Aggiungere gli spaghetti di riso cotti e la salsa Pad Thai preparata alla padella. Mescolare tutto insieme fino a quando i noodles sono ben ricoperti con la salsa.

6.      Aggiungere il tofu cotto nella padella e mescolare per combinarlo con gli spaghetti e le verdure.

7.      Mescolare i germogli di soia e le cipolle verdi. Cuocere per altri 2-3 minuti fino a quando tutto è riscaldato.

8.      Servi il Pad Thai vegano con tofu guarnito con arachidi tritate, foglie di coriandolo fresco e spicchi di lime.

# Insalata mediterranea di ceci con condimento Tahini al limone

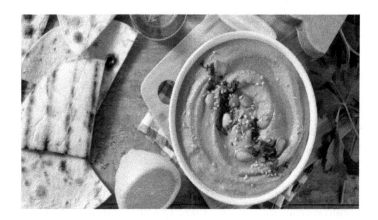

**Tempo di preparazione: 20 minuti**

**Porzioni: 4**

Ingredienti per il condimento al limone Tahini:

1. 1/4 tazza di tahini
2. 3 cucchiai di succo di limone fresco
3. 2 cucchiai di acqua
4. 1 spicchio d'aglio, tritato
5. 1 cucchiaio di olio d'oliva
6. 1 cucchiaino di sciroppo d'acero o nettare di agave
7. Sale e pepe nero q.b.

Per l'insalata di ceci:

1. 2 lattine (15 oz ciascuna) di ceci, scolate e sciacquate
2. 1 tazza di pomodorini, tagliati a metà
3. 1 cetriolo, tagliato a dadini

4.    1/2 cipolla rossa, tritata finemente
5.    1/2 tazza di olive Kalamata, denocciolate e tritate
6.    1/4 tazza di foglie di prezzemolo fresco, tritate
7.    1/4 tazza di foglie di menta fresca, tritate (opzionale)
8.    Sale e pepe nero q.b.

Preparazione per il condimento Tahini al limone: In una piccola ciotola, sbattere insieme il tahini, il succo di limone fresco, acqua, aglio tritato, olio d'oliva, sciroppo d'acero o nettare di agave, sale e pepe nero fino ad ottenere un condimento liscio. Regolare la consistenza con più acqua, se necessario.

Per l'insalata di ceci:

1.    In una ciotola capiente, unire i ceci scolati e sciacquati, i pomodorini tagliati a metà, il cetriolo tagliato a dadini, la cipolla rossa tritata finemente, le olive Kalamata tritate, le foglie di prezzemolo fresco tritate e le foglie di menta fresca tritate se si utilizza.
2.    Irrorare il condimento tahini al limone sull'insalata.
3.    Mescolare tutto insieme fino a quando tutti gli ingredienti sono ben ricoperti con il condimento.
4.    Condire con sale e pepe nero a piacere.
5.    Servite l'insalata mediterranea di ceci come pasto rinfrescante e soddisfacente.

Opzioni di modifica delle ricette:

1.    Aggiungi peperoni tagliati a dadini o cuori di carciofo per sapori e colori extra mediterranei.
2.    Completare con formaggio feta vegano sbriciolato o una spolverata di lievito alimentare per un tocco di formaggio.
3.    Servire su un letto di verdure miste o con pane pita per un pasto più abbondante.

# Funghi vegani Wellington

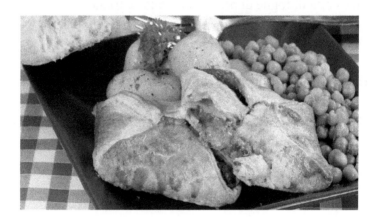

**Tempo di preparazione: 1 ora**

**Porzioni: 4-6**

Ingredienti per il ripieno di funghi:

1.   16 oz (circa 450g) di funghi, tritati finemente
2.   1 cipolla, tritata finemente
3.   2 spicchi d'aglio, tritati
4.   1/4 tazza di prezzemolo fresco, tritato
5.   2 cucchiai di olio d'oliva
6.   Sale e pepe nero q.b.

Per il Wellington vegano:

1.   1 foglio di pasta sfoglia vegana, scongelata (verificare la presenza di una versione senza latticini)
2.   1 tazza di foglie di spinaci freschi
3.   1/2 tazza di peperoni rossi arrostiti (da un barattolo), tagliati a strisce
4.   1/2 tazza di crema di formaggio vegano
5.   1/4 tazza di pangrattato (senza glutine se preferito)
6.   1 cucchiaio di olio d'oliva (per spazzolare)
7.   1 cucchiaio di latte di mandorla (per spazzolare)
8.   Semi di sesamo o semi di papavero (facoltativo, per guarnire)

Preparazione per il ripieno di funghi:

1.  In una padella grande, scaldare l'olio d'oliva a fuoco medio.
2.  Aggiungere la cipolla tritata finemente e rosolare fino a quando non diventa traslucida, circa 5 minuti.
3.  Incorporare l'aglio tritato e cuocere per altri 1-2 minuti fino a quando non diventa fragrante.
4.  Aggiungere i funghi tritati finemente alla padella. Rosolare per circa 10-15 minuti fino a quando i funghi non rilasciano la loro umidità ed evaporano. Condire con sale e pepe nero a piacere.
5.  Mescolare il prezzemolo fresco tritato e cuocere per altri 2-3 minuti. Togliere dal fuoco e lasciare raffreddare il composto.

Per il Wellington vegano:

1.  Preriscaldare il forno a 190 ° C (375 ° F).
2.  Su una superficie leggermente infarinata, stendere la sfoglia vegana in un rettangolo di circa 12x14 pollici.
3.  Al centro della pasta, stendere uno strato di crema di formaggio vegano, lasciando circa un bordo di 1 pollice intorno ai bordi.
4.  Sopra lo strato di crema di formaggio, aggiungere il ripieno di funghi raffreddato, distribuendolo uniformemente.
5.  Adagiare le foglie di spinaci freschi sul ripieno di funghi.
6.  Mettere strisce di peperone rosso arrostito sugli spinaci.
7.  Cospargere il pangrattato sulle verdure.
8.  Piegare i lati lunghi della pasta sopra il ripieno, quindi piegare le estremità più corte per racchiudere completamente il ripieno, come un pacco.
9.  Posizionare la cucitura Wellington con il lato rivolto verso il basso su una teglia rivestita di carta forno.
10. In una piccola ciotola, mescolare l'olio d'oliva e il latte di mandorla. Spennellare questa miscela sulla parte superiore del Wellington. Facoltativamente, cospargere i semi di sesamo o i semi di papavero per guarnire.
11. Cuocere nel forno preriscaldato per 30-35 minuti o fino a quando la pasta non sarà dorata e croccante.
12. Lasciare raffreddare leggermente il Vegan Mushroom Wellington prima di affettarlo e servirlo.

# Fette di melanzane Teriyaki croccanti

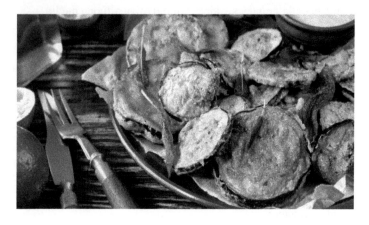

**Tempo di preparazione: 45 minuti**

**Porzioni: 4**

Ingredienti per la salsa Teriyaki:

1. 1/2 tazza di salsa di soia o tamari (per un'opzione senza glutine)
2. 1/4 tazza di acqua
3. 2 cucchiai di aceto di riso
4. 2 cucchiai di zucchero di canna o zucchero di cocco
5. 1 spicchio d'aglio, tritato
6. 1 cucchiaino di zenzero fresco, tritato (o zenzero in polvere)
7. 2 cucchiaini di amido di mais mescolato con 2 cucchiaini di acqua (per addensamento)

Per le melanzane:

1. 2 melanzane grandi, tagliate a rondelle spesse 1/2 pollice
2. Sale per sudare le melanzane
3. 1 tazza di farina per tutti gli usi (o farina di riso per un'opzione senza glutine)
4. 1 tazza di pangrattato panko
5. 1 cucchiaino di aglio in polvere
6. 1 cucchiaino di cipolla in polvere
7. 1/2 cucchiaino di paprika

8.    Spray da cucina o olio d'oliva per nebulizzare

Preparazione per la salsa Teriyaki:

1.    In una piccola casseruola, unire la salsa di soia o tamari, acqua, aceto di riso, zucchero di canna o zucchero di cocco, aglio tritato e zenzero fresco tritato.
2.    Portare il composto a fuoco lento, mescolando per sciogliere lo zucchero.
3.    In una piccola ciotola, mescolare l'amido di mais e l'acqua fino a formare una pasta liscia.
4.    Sbattere lentamente il composto di amido di mais nella salsa bollente. Continuare a cuocere a fuoco lento per 2-3 minuti fino a quando la salsa non si addensa. Rimuoverlo dal fuoco.

Per le melanzane:

1.    Cospargere di sale su entrambi i lati delle fette di melanzana e lasciarle riposare per circa 20 minuti. Questo aiuta a estrarre l'umidità in eccesso. Dopo 20 minuti, tamponare le fette di melanzana con un tovagliolo di carta.
2.    Preriscaldare la friggitrice ad aria a 190 °C (375 °F).
3.    In una ciotola poco profonda, unire la farina per tutti gli usi, il pangrattato panko, l'aglio in polvere, la cipolla in polvere e la paprika.
4.    Immergere ogni fetta di melanzana nel composto di pangrattato, assicurandosi che siano ben rivestiti.
5.    Nebulizzare leggermente le fette di melanzana ricoperte con spray da cucina o spennellarle con olio d'oliva.
6.    Mettere le fette di melanzana impanate nel cestello della friggitrice ad aria, assicurandosi che non si sovrappongano.
7.    Cuocere per 10-12 minuti, girandoli a metà o finché non saranno dorati e croccanti.
8.    Mentre le fette di melanzane cuociono, riscaldare la salsa teriyaki a fuoco basso fino a quando non è calda.
9.    Servire le fette di melanzane teriyaki croccanti con un filo della salsa teriyaki calda.

# Zuppa cremosa di pomodoro vegana

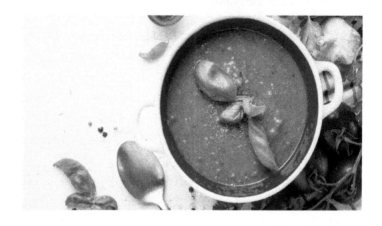

**Tempo di preparazione: 40 minuti**

**Porzioni: 4**

Ingredienti:

1. 2 cucchiai di olio d'oliva
2. 1 cipolla, tritata
3. 2 spicchi d'aglio, tritati
4. 1 carota, tagliata a dadini
5. 1 gambo di sedano, tagliato a dadini
6. 2 lattine (14 oz ciascuna) pomodori tagliati a dadini
7. 1 lattina (14 once) salsa di pomodoro
8. 1 tazza di brodo vegetale
9. 1/2 tazza di latte di mandorla non zuccherato (o il tuo latte non caseario preferito)
10. 1 cucchiaino di basilico essiccato
11. 1 cucchiaino di origano secco
12. 1/2 cucchiaino di timo essiccato
13. Sale e pepe nero q.b.
14. Foglie di basilico fresco, per guarnire (facoltativo)
15. Panna acida vegana o yogurt vegano, per guarnire (opzionale)

Preparazione:

1. In una pentola capiente, scaldare l'olio d'oliva a fuoco medio.
2. Aggiungere la cipolla tritata, l'aglio tritato, la carota tagliata a dadini e il sedano tagliato a dadini. Rosolare per circa 5-7 minuti fino a quando le verdure non si saranno ammorbidite.
3. Incorporare i pomodori tagliati a dadini (con i loro succhi), la salsa di pomodoro e il brodo vegetale. Portare a ebollizione la miscela.
4. Ridurre la fiamma e lasciare cuocere a fuoco lento per circa 20 minuti, mescolando di tanto in tanto.
5. Utilizzare un frullatore ad immersione per frullare la zuppa fino a che liscio. In alternativa, trasferire con cura la zuppa in lotti in un frullatore e frullare fino a che liscio. Prestare attenzione quando si mescolano liquidi caldi.
6. Restituisci la zuppa nella pentola se hai usato un frullatore. Mescolare il latte di mandorla non zuccherato, il basilico essiccato, l'origano secco, il timo essiccato, il sale e il pepe nero.
7. Cuocere a fuoco lento la zuppa per altri 5 minuti, permettendo ai sapori di fondersi insieme.
8. Assaggia e regola i condimenti se necessario.
9. Servire la zuppa cremosa di pomodoro vegana guarnita con foglie di basilico fresco e una cucchiaiata di panna acida vegana o yogurt vegano se lo si desidera.


Opzioni di modifica delle ricette:

1. Completare con crostini o pane tostato per una maggiore consistenza.
2. Aggiungi un pizzico di scaglie di peperoncino rosso per un sottile calcio di spezie.
3. Servire con un contorno di panini vegani al formaggio grigliato per un abbinamento classico.

# Salsa vegana di spinaci e carciofi

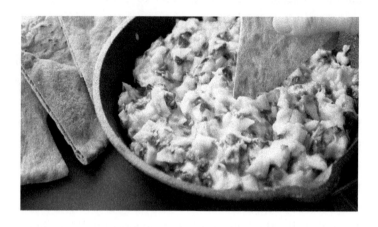

**Tempo di preparazione: 30 minuti**

**Porzioni: 4-6**

Ingredienti:

1. 1 cucchiaio di olio d'oliva
2. 1 cipolla piccola, tritata finemente
3. 2 spicchi d'aglio, tritati
4. 8 oz (circa 225g) di spinaci freschi, tritati
5. 1 lattina (14 once) di cuori di carciofo, scolati e tritati
6. 1 tazza di anacardi crudi, ammollati e scolati
7. 1/2 tazza di latte di mandorla non zuccherato (o il tuo latte non caseario preferito)
8. 1/4 tazza di lievito alimentare
9. 1 cucchiaio di succo di limone
10. 1 cucchiaino di sale (regolare a piacere)
11. 1/2 cucchiaino di pepe nero (regolare a piacere)

12. 1/4 di cucchiaino di fiocchi di peperoncino rosso (facoltativo, per un pizzico di spezie)

Preparazione:

1. In una padella grande, scaldare l'olio d'oliva a fuoco medio.
2. Aggiungere la cipolla tritata finemente e rosolare fino a quando non diventa traslucida, circa 5 minuti.
3. Incorporare l'aglio tritato e cuocere per altri 1-2 minuti fino a quando non diventa fragrante.
4. Aggiungere gli spinaci freschi tritati nella padella e rosolare fino ad appassire, circa 3-5 minuti.
5. In un frullatore, unire gli anacardi ammollati e scolati, il latte di mandorla non zuccherato, il lievito alimentare, il succo di limone, il sale, il pepe nero e i fiocchi di peperoncino rosso se si utilizza.
6. Frullare fino ad ottenere un composto liscio e cremoso.
7. Mescolare i cuori di carciofo tritati negli spinaci saltati e cuocere per altri 2-3 minuti.
8. Versare la miscela cremosa di anacardi nella padella e mescolare tutto insieme fino a quando non è ben amalgamato.
9. Lasciare cuocere a fuoco lento per altri 5 minuti, mescolando di tanto in tanto per riscaldarlo.
10. Servi la salsa vegana di spinaci e carciofi caldi con i tuoi mestoli preferiti, come tortilla chips, pane pita o verdure fresche.


Opzioni di modifica delle ricette:

1. Completa il tuffo con mozzarella vegana o parmigiano vegano e cuoci per alcuni minuti fino a quando non è frizzante e dorato.
2. Aggiungere un pizzico di paprika affumicata per un sapore affumicato.
3. Guarnire con prezzemolo fresco tritato o erba cipollina per un'esplosione di colore e freschezza.

# Peperoni ripieni vegani di spinaci e feta

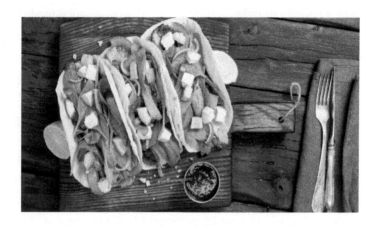

**Tempo di preparazione: 1 ora**

**Porzioni: 4**

Ingredienti:

1. 4 peperoni grandi, di qualsiasi colore
2. 1 tazza di quinoa cotta
3. 2 tazze di spinaci freschi, tritati
4. 1/2 tazza di formaggio feta vegano, sbriciolato
5. 1/4 tazza di pomodori secchi, tritati
6. 1/4 tazza di olive nere, tritate
7. 2 spicchi d'aglio, tritati
8. 1/2 cucchiaino di origano secco
9. 1/2 cucchiaino di basilico essiccato
10. Sale e pepe nero q.b.
11. Olio d'oliva, per piovigginare

Preparazione:

1. Preriscaldare il forno a 190 ° C (375 ° F).
2. Tagliare le cime dai peperoni e rimuovere i semi e le membrane. Mettere da parte i peperoni.
3. In una grande ciotola, unire la quinoa cotta, gli spinaci freschi tritati, il formaggio feta vegano sbriciolato, i pomodori secchi tritati, le olive nere tritate, l'aglio tritato, l'origano secco, il basilico essiccato, il sale e il pepe nero. Mescolare bene.
4. Farcire con cura ogni peperone con la miscela di quinoa e spinaci, premendolo delicatamente mentre procedi.
5. Mettere i peperoni ripieni in una pirofila. Cospargere un filo d'olio d'oliva sulle cime dei peperoni ripieni.
6. Coprire la teglia con un foglio di alluminio e cuocere nel forno preriscaldato per 30-35 minuti, o fino a quando i peperoni sono teneri.
7. Rimuovere la pellicola e cuocere per altri 10-15 minuti, o fino a quando le cime dei peperoni ripieni sono leggermente dorate.
8. Servire i peperoni vegani ripieni di spinaci e feta caldi, guarniti con erbe fresche se lo si desidera.


Opzioni di modifica delle ricette:

1. Mescolare in cuori di carciofi tritati o funghi per aggiungere sapore e consistenza nel ripieno.
2. Guarnire i peperoni ripieni con un filo di glassa balsamica prima di servire.
3. Servire con un'insalata di contorno o una cucchiaiata di tzatziki vegano per una maggiore freschezza.

# Hamburger vegani di funghi Portobello Teriyaki

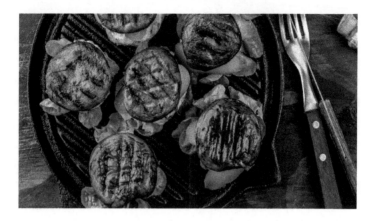

**Tempo di preparazione: 30 minuti**

**Porzioni: 4**

Ingredienti per la marinata Teriyaki:

1.  1/4 tazza di salsa di soia o tamari (per un'opzione senza glutine)
2.  2 cucchiai di sciroppo d'acero o nettare di agave
3.  2 cucchiai di aceto di riso
4.  2 spicchi d'aglio, tritati
5.  1 cucchiaino di zenzero fresco, tritato (o zenzero in polvere)
6.  1/2 cucchiaino di amido di mais mescolato con 1/2 cucchiaino di acqua (per addensare)

Per gli hamburger di funghi Portobello:

1.  4 funghi portobello grandi, steli rimossi e tappi puliti
2.  4 panini integrali per hamburger
3.  1/2 tazza di maionese vegana
4.  4 foglie di lattuga
5.  4 fette di formaggio vegano (facoltativo)
6.  1 tazza di fette di ananas fresco
7.  1 cipolla rossa, tagliata a fettine sottili
8.  Spray da cucina o olio d'oliva per grigliare
9.  Semi di sesamo, per guarnire (facoltativo)

Preparazione per la marinata Teriyaki:

1.  In una piccola casseruola, unire la salsa di soia o tamari, sciroppo d'acero o nettare di agave, aceto di riso, aglio tritato e zenzero fresco tritato.
2.  Portare il composto a fuoco lento a fuoco medio, mescolando per sciogliere lo sciroppo d'acero o il nettare di agave.
3.  In una piccola ciotola, mescolare l'amido di mais e l'acqua fino a formare una pasta liscia.
4.  Sbattere lentamente il composto di amido di mais nella salsa bollente. Continuare a cuocere a fuoco lento per 2-3 minuti fino a quando la salsa non si addensa. Rimuoverlo dal fuoco.

Per gli hamburger di funghi Portobello:

1.  Mettere i tappi di funghi portobello puliti in un piatto poco profondo e versare la marinata teriyaki su di essi. Assicurati che i funghi siano ben rivestiti. Marinare per almeno 15 minuti, capovolgendoli a metà.
2.  Preriscaldare la griglia o la padella della griglia a fuoco medio-alto.
3.  Oliare leggermente le griglie della griglia o la padella della griglia. Posizionare i tappi di funghi portobello marinati sulla griglia, con il lato branchiale verso il basso.
4.  Grigliare i funghi per circa 5-7 minuti su ciascun lato, o fino a quando non sono teneri e hanno segni di griglia.
5.  Durante gli ultimi minuti di grigliata, tostare i panini per hamburger sulla griglia fino a quando non sono leggermente dorati.
6.  Assemblare gli hamburger: spalmare la maionese vegana sulla metà inferiore di ogni panino per hamburger. Aggiungi una foglia di lattuga, un tappo di funghi portobello grigliato, una fetta di formaggio vegano se lo desideri, una fetta di ananas e una cipolla rossa affettata sottilmente.
7.  Cospargere i semi di sesamo sopra per guarnire se lo si desidera.
8.  Servi gli hamburger vegani di funghi portobello teriyaki con il panino superiore e divertiti!

Opzioni di modifica delle ricette:

1.  Griglia alcune fette di peperone rosso o zucchine per aggiungere più verdure grigliate al tuo hamburger.
2.  Personalizza con i tuoi condimenti preferiti, come senape, ketchup o salsa barbecue vegana.
3.  Aggiungi uno strato di fette di avocado o insalata di cavolo vegana per una maggiore cremosità e freschezza.

# Zucca ripiena mediterranea

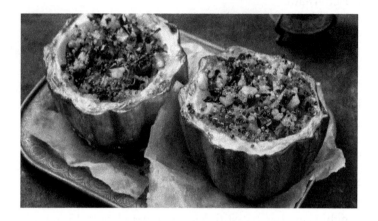

**Tempo di preparazione: 1 ora**

**Porzioni: 4**

Ingredienti per la zucca di ghianda ripiena:

1.      2 zucche di ghianda, tagliate a metà e rimossi i semi
2.      2 cucchiai di olio d'oliva
3.      Sale e pepe nero q.b.

Per il ripieno:

1.      1 tazza di quinoa, sciacquata
2.      2 tazze di brodo vegetale
3.      1 lattina (15 once) di ceci, scolati e sciacquati
4.      1 tazza di pomodorini, tagliati a metà
5.      1 cetriolo, tagliato a dadini
6.      1/4 tazza di cipolla rossa, tritata finemente
7.      1/4 tazza di olive Kalamata, denocciolate e tritate
8.      1/4 tazza di foglie di prezzemolo fresco, tritate
9.      1/4 tazza di foglie di menta fresca, tritate (opzionale)
10.     1/4 tazza di succo di limone
11.     2 cucchiai di olio d'oliva
12.     1 cucchiaino di origano secco
13.     Sale e pepe nero q.b.
14.     Formaggio feta vegano, sbriciolato, per guarnire (facoltativo)

Preparazione per la zucca di ghianda ripiena:

1. Preriscaldare il forno a 190 ° C (375 ° F).
2. Spennellare le zucche di ghianda tagliate a metà con olio d'oliva e condire con sale e pepe nero.
3. Disporre le metà della zucca, tagliate con il lato rivolto verso il basso, su una teglia rivestita di carta forno.
4. Cuocere nel forno preriscaldato per 35-40 minuti, o fino a quando la zucca è tenera e può essere facilmente forata con una forchetta.

Per il ripieno:

1. In una casseruola media, unire la quinoa sciacquata e il brodo vegetale. Portare a ebollizione, quindi ridurre la fiamma al minimo, coprire e cuocere a fuoco lento per circa 15 minuti, o fino a quando la quinoa è cotta e il liquido viene assorbito. Togliere dal fuoco e lasciare raffreddare.
2. In una grande ciotola, unire la quinoa cotta, i ceci scolati e sciacquati, i pomodorini tagliati a metà, il cetriolo tagliato a dadini, la cipolla rossa tritata finemente, le olive Kalamata tritate, le foglie di prezzemolo fresco tritate e le foglie di menta fresca tritate se si utilizza.
3. In una piccola ciotola, sbattere insieme il succo di limone, l'olio d'oliva, l'origano secco, il sale e il pepe nero.
4. Versare il condimento sulla miscela di quinoa e mescolare fino a quando tutto è ben ricoperto.

Per assemblare:

1. Una volta che le zucche di ghianda sono tenere, toglile dal forno.
2. Riempire ogni metà di zucca con la miscela di quinoa mediterranea, confezionandola delicatamente.
3. Opzionalmente, sbriciolare il formaggio feta vegano sopra la parte superiore per guarnire.
4. Riportare le metà di zucca ripiene nel forno e cuocere per altri 10-15 minuti, o fino a quando il ripieno non è riscaldato.
5. Servite la zucca di ghianda mediterranea vegana ripiena a metà calda e buon divertimento!

# Curry verde tailandese vegano con verdure e tofu

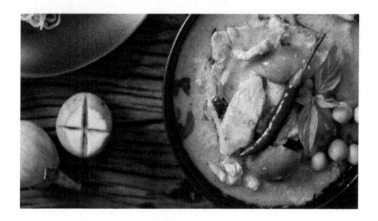

**Tempo di preparazione: 45 minuti**

**Porzioni: 4**

Ingredienti per la pasta di curry verde:

1.  2 peperoncini verdi, tritati (regolati a piacere per la piccantezza)
2.  2 spicchi d'aglio, tritati
3.  1 scalogno, tritato
4.  1 gambo di citronella, solo parte bianca, tritato
5.  1 pezzetto di zenzero fresco, tritato
6.  1 cucchiaino di coriandolo macinato
7.  1/2 cucchiaino di cumino macinato
8.  1/2 cucchiaino di curcuma in polvere
9.  Scorza e succo di 1 lime
10.  2 cucchiai di foglie di coriandolo fresco, tritate
11.  2 cucchiai di foglie di basilico fresco, tritate
12.  1 cucchiaio di salsa di soia o tamari (per un'opzione senza glutine)
13.  1 cucchiaio di olio d'oliva

Per il curry verde:

1.  14 oz (400g) di tofu duro, tagliato a cubetti

2. 1 lattina (14 once) latte di cocco
3. 1 tazza di brodo vegetale
4. 2 tazze di verdure miste (come peperoni, broccoli e piselli), tritate
5. 1 tazza di mais bambino, tagliato a pezzi di dimensioni ridotte
6. 1 cucchiaio di zucchero di canna o zucchero di cocco
7. Sale e pepe nero q.b.
8. Foglie di basilico fresco, per guarnire
9. Riso cotto al gelsomino, da servire

Preparazione per la pasta di curry verde: In un robot da cucina o frullatore, unire tutti gli ingredienti della pasta di curry verde. Frullare fino ad ottenere una pasta liscia. Potrebbe essere necessario raschiare i lati del frullatore e frullare di nuovo per assicurarsi che tutto sia ben incorporato.

Per il curry verde:

1. Scaldare l'olio d'oliva in una padella grande o wok a fuoco medio-alto.
2. Aggiungere il tofu a cubetti e cuocere fino a quando non è marrone dorato su tutti i lati, circa 5-7 minuti. Togliere il tofu dalla padella e metterlo da parte.
3. Nella stessa padella, aggiungere la pasta di curry verde e cuocere per circa 2 minuti, mescolando continuamente per rilasciare gli aromi.
4. Versare il latte di cocco e il brodo vegetale. Mescolare bene per amalgamare.
5. Aggiungere le verdure miste e il mais alla padella. Cuocere a fuoco lento per circa 10-15 minuti, o fino a quando le verdure sono tenere e il curry si è addensato.
6. Mescolare lo zucchero di canna o lo zucchero di cocco. Condire con sale e pepe nero a piacere.
7. Riportare il tofu cotto nella padella e mescolarlo delicatamente nel curry. Cuocere a fuoco lento per altri 5 minuti per riscaldare il tofu.
8. Servire il curry verde tailandese vegano su riso al gelsomino cotto e guarnire con foglie di basilico fresco.

# Cavolfiore agrodolce vegano

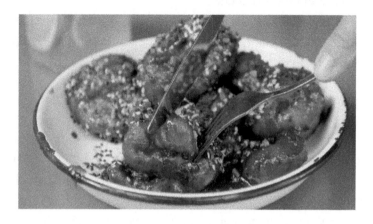

**Tempo di preparazione: 45 minuti**

**Porzioni: 4**

Ingredienti per la salsa agrodolce:

1. 1/4 tazza di ketchup
2. 1/4 tazza di aceto di riso
3. 2 cucchiai di salsa di soia o tamari (per un'opzione senza glutine)
4. 2 cucchiai di sciroppo d'acero o nettare di agave
5. 1 cucchiaio di amido di mais mescolato con 1 cucchiaio di acqua
6. 1 cucchiaino di zenzero fresco grattugiato
7. 1 spicchio d'aglio, tritato
8. 1/2 tazza di pezzi di ananas (in scatola o freschi)

Per il cavolfiore:

1. 1 testa di cavolfiore grande, tagliata a cimette
2. 1 tazza di farina per tutti gli usi (o farina di riso per un'opzione senza glutine)
3. 1 tazza di latte di mandorla non zuccherato
4. 1 cucchiaino di aglio in polvere
5. 1 cucchiaino di cipolla in polvere
6. Sale e pepe nero q.b.
7. Spray da cucina, Cipolle verdi affettate, per guarnire

8. Riso cotto bianco o integrale, da servire

Preparazione per la salsa agrodolce:

1. In una piccola casseruola, unire il ketchup, l'aceto di riso, la salsa di soia o tamari, lo sciroppo d'acero o il nettare di agave, lo zenzero fresco grattugiato e l'aglio tritato.
2. Scaldare la miscela a fuoco medio, mescolando continuamente fino a quando non inizia a sobbollire.
3. In una piccola ciotola, mescolare l'amido di mais e l'acqua fino a formare una pasta liscia.
4. Sbattere lentamente il composto di amido di mais nella salsa bollente. Continuare a cuocere a fuoco lento per 2-3 minuti fino a quando la salsa non si addensa.
5. Mescolare i pezzi di ananas e togliere la casseruola dal fuoco.

Per il cavolfiore:

1. Preriscaldare il forno a 220 ° C (425 ° F).
2. In una grande ciotola, unire la farina per tutti gli usi, il latte di mandorla non zuccherato, l'aglio in polvere, la cipolla in polvere, il sale e il pepe nero. Mescolare fino ad ottenere una pastella liscia.
3. Immergere ogni fiore di cavolfiore nella pastella, assicurandosi che sia ben rivestito.
4. Disporre le cimette di cavolfiore ricoperte su una teglia foderata con carta forno.
5. Nebulizzare leggermente il cavolfiore rivestito con spray da cucina o spennellarli con olio d'oliva.
6. Cuocere nel forno preriscaldato per 20-25 minuti, o fino a quando il cavolfiore è marrone dorato e croccante.

Per assemblare:

1. Mescolare il cavolfiore al forno nella salsa agrodolce fino a quando non è ben ricoperto.
2. Servire il cavolfiore agrodolce vegano sul riso cotto.
3. Guarnire con cipolle verdi affettate per aggiungere sapore e colore.

# Insalata di mais messicana vegana

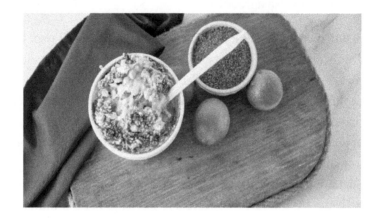

**Tempo di preparazione: 30 minuti**

**Porzioni: 4-6**

Ingredienti:

1.  4 tazze di chicchi di mais freschi o congelati
2.  2 cucchiai di olio d'oliva
3.  1/2 tazza di maionese vegana
4.  2 spicchi d'aglio, tritati
5.  1/4 tazza di coriandolo fresco, tritato
6.  Succo di 1 lime
7.  1/2 cucchiaino di peperoncino in polvere
8.  1/2 cucchiaino di paprika affumicata
9.  Sale e pepe nero q.b.
10. 1/2 tazza di cipolla rossa, tritata finemente
11. 1/2 tazza di pomodorini, tagliati a metà
12. 1/4 tazza di cipolle verdi, tagliate a fettine sottili
13. 1/4 tazza di foglie fresche di coriandolo, per guarnire
14. 1/4 tazza di formaggio vegano alla Cotija, sbriciolato (opzionale)
15. Spicchi di lime, da servire

Preparazione:

1. Se usi il mais fresco, puoi grigliarlo per aggiungere sapore. Spennellare il mais con olio d'oliva e grigliarlo fino a quando non è leggermente carbonizzato, circa 5-7 minuti. Se usi il mais congelato, semplicemente scongelalo.
2. In una grande ciotola, unire la maionese vegana, l'aglio tritato, il coriandolo fresco tritato, il succo di lime, il peperoncino in polvere, la paprika affumicata, il sale e il pepe nero. Mescolare bene per fare il condimento.
3. Aggiungere i chicchi di mais grigliati o scongelati alla ciotola con il condimento. Mescolare fino a quando il mais è uniformemente rivestito.
4. Incorporare la cipolla rossa tritata finemente, i pomodorini tagliati a metà e le cipolle verdi affettate sottilmente. Mescolare tutto insieme.
5. Assaggia e regola i condimenti se necessario, aggiungendo più sale, pepe o succo di lime a tuo piacimento.

Per servire:

1. Trasferisci l'insalata di mais messicana vegana in un piatto da portata.
2. Guarnire con foglie di coriandolo fresco e formaggio vegano sbriciolato alla Cotija, se lo si desidera.
3. Servire con spicchi di lime sul lato per un'esplosione extra di sapore di agrumi.

Opzioni di modifica delle ricette:

1. Aggiungi l'avocado tagliato a dadini per cremosità e ricchezza extra.
2. Condisci con jalapeños tritati o una spolverata di pepe di cayenna per riscaldare.
3. Aggiungi una manciata di fagioli neri o fagioli borlotti per aggiungere proteine e consistenza.

# Tofu strapazzato con spinaci e funghi

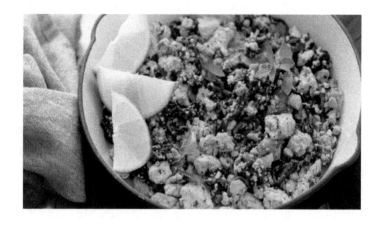

**Tempo di preparazione: 30 minuti**

**Porzioni: 4**

Ingredienti:

1.   1 blocco (14 once) di tofu extra-duro, scolato e sbriciolato
2.   2 cucchiai di olio d'oliva
3.   1 cipolla piccola, tagliata a dadini
4.   2 spicchi d'aglio, tritati
5.   1 tazza di funghi, tagliati a fette
6.   2 tazze di foglie di spinaci freschi
7.   1/2 peperone rosso, tagliato a dadini
8.   1/2 cucchiaino di curcuma macinata
9.   1/2 cucchiaino di cumino macinato
10.   1/2 cucchiaino di paprika affumicata
11.   Sale e pepe nero q.b.
12.   2 cucchiai di lievito alimentare (facoltativo, per un sapore di formaggio)
13.   Prezzemolo fresco, tritato, per guarnire
14.   Pane integrale tostato o tortillas, da servire

Preparazione:

1. Scaldare l'olio d'oliva in una padella capiente a fuoco medio-alto.
2. Aggiungere la cipolla tagliata a dadini e rosolare per 2-3 minuti fino a quando non diventa traslucida.
3. Incorporare l'aglio tritato e cuocere per altri 1-2 minuti fino a quando non diventa fragrante.
4. Aggiungere i funghi affettati e il peperone rosso tagliato a dadini nella padella. Soffriggere per 5-7 minuti fino a quando i funghi non rilasciano la loro umidità e iniziano a dorare.
5. Cospargere la curcuma macinata, il cumino macinato e la paprika affumicata sulle verdure. Mescolare bene per rivestire tutto in modo uniforme.
6. Aggiungere il tofu sbriciolato alla padella, usando una spatola per romperlo e mescolarlo con le verdure.
7. Cuocere per circa 5-7 minuti, mescolando di tanto in tanto, fino a quando il tofu non viene riscaldato e inizia a diventare leggermente dorato.
8. Mescolare le foglie di spinaci freschi e cuocere per altri 2-3 minuti, o fino a quando gli spinaci appassiscono.
9. Condire il tofu strapazzato con sale e pepe nero a piacere. Se lo si desidera, cospargere di lievito alimentare lo scramble e mescolare per combinare per un sapore di formaggio.
10. Servire il tofu vegano strapazzato caldo, guarnito con prezzemolo fresco tritato e con pane integrale tostato o tortillas sul lato.

Opzioni di modifica delle ricette:

1. Personalizza con le tue verdure preferite, come pomodori a cubetti, zucchine o cavoli.
2. Aggiungere un pizzico di fiocchi di peperoncino rosso per un pizzico di spezie.
3. Completare con avocado a fette o formaggio vegano per una maggiore cremosità.

# Zuppa di lenticchie vegana al curry di cocco

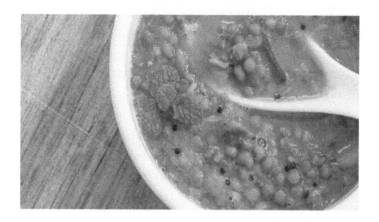

**Tempo di preparazione: 45 minuti**

**Porzioni: 4-6**

Ingredienti:

1.   1 tazza di lenticchie rosse secche, sciacquate e scolate
2.   1 cucchiaio di olio di cocco
3.   1 cipolla, tagliata a dadini
4.   3 spicchi d'aglio, tritati
5.   1 pollice pezzo di zenzero fresco, tritato
6.   2 cucchiai di pasta di curry rosso
7.   1 lattina (14 once) di pomodori a cubetti
8.   1 lattina (14 once) latte di cocco
9.   4 tazze di brodo vegetale
10.   1 carota, tagliata a dadini
11.   1 peperone rosso, tagliato a dadini
12.   1 zucchina, tagliata a dadini
13.   1 tazza di foglie di spinaci
14.   Succo di 1 lime
15.   Sale e pepe nero q.b.
16.   Foglie fresche di coriandolo, per guarnire
17.   Riso al gelsomino cotto o pane naan, da servire

Preparazione:

1. Scaldare l'olio di cocco in una pentola grande o in un forno olandese a fuoco medio.
2. Aggiungere la cipolla tagliata a dadini e rosolare per 2-3 minuti fino a quando non diventa traslucida.
3. Mescolare l'aglio tritato e lo zenzero fresco tritato. Cuocere per altri 1-2 minuti fino a quando fragrante.
4. Aggiungere la pasta di curry rosso nella pentola e cuocere per circa 2 minuti, mescolando per ricoprire le cipolle, l'aglio e lo zenzero.
5. Versare i pomodori tagliati a dadini (con i loro succhi), il latte di cocco e il brodo vegetale. Mescolare bene per amalgamare.
6. Aggiungere le lenticchie rosse sciacquate e scolate nella pentola. Portare a ebollizione la miscela.
7. Ridurre la fiamma al minimo, coprire la pentola e cuocere a fuoco lento per circa 15-20 minuti, o fino a quando le lenticchie sono tenere.
8. Incorporare la carota tagliata a dadini, il peperone rosso tagliato a dadini e le zucchine tagliate a dadini. Cuocere a fuoco lento per altri 10-15 minuti, o fino a quando le verdure sono tenere.
9. Aggiungere le foglie di spinaci e mescolare fino a quando non appassiscono nella zuppa.
10. Spremere il succo di 1 lime e condire con sale e pepe nero a piacere. Regolare il condimento se necessario.
11. Servire la zuppa vegana di lenticchie al curry di cocco calda, guarnita con foglie di coriandolo fresco e con riso al gelsomino cotto o pane naan sul lato.

Opzioni di modifica delle ricette:

1. Personalizza le verdure con i tuoi preferiti, come patate dolci, broccoli o piselli.
2. Regolate la piccantezza aggiungendo più o meno pasta di curry rosso.

# Mousse vegana al cioccolato e avocado

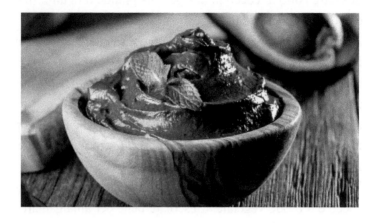

**Tempo di preparazione: 15 minuti**

**Tempo di raffreddamento: 2 ore**

**Porzioni: 4**

Ingredienti:

1. 2 avocado maturi
2. 1/2 tazza di cacao amaro in polvere
3. 1/2 tazza di sciroppo d'acero o nettare di agave
4. 1/4 tazza di latte di mandorla non zuccherato (o il tuo latte non caseario preferito)
5. 1 cucchiaino di estratto di vaniglia
6. Un pizzico di sale
7. Bacche fresche o frutta a fette, per guarnire (facoltativo)
8. Panna montata vegana o panna montata al cocco, per guarnire (opzionale)
9. Cocco grattugiato o cioccolato fondente grattugiato, per guarnire (facoltativo)

Preparazione:

1. Tagliare gli avocado maturi a metà, rimuovere i noccioli e raccogliere la carne in un robot da cucina o frullatore.
2. Aggiungere il cacao amaro in polvere, lo sciroppo d'acero o il nettare di agave, il latte di mandorle non zuccherato, l'estratto di vaniglia e un pizzico di sale al robot da cucina o al frullatore.
3. Frullare tutti gli ingredienti fino ad ottenere un composto liscio e cremoso. Potrebbe essere necessario fermarsi e raschiare i lati del contenitore per assicurarsi che tutto sia ben combinato.
4. Assaggia la mousse di avocado al cioccolato e regola la dolcezza o l'intensità del cacao a tuo piacimento aggiungendo più sciroppo d'acero o cacao in polvere, se necessario.
5. Una volta che sei soddisfatto del sapore, frulla la miscela per altri 1-2 minuti per renderla ancora più liscia.
6. Trasferisci la mousse vegana di avocado al cioccolato in bicchieri o ciotole individuali.
7. Coprire ogni porzione con pellicola trasparente, assicurandosi che l'involucro tocchi la superficie della mousse per evitare che sviluppi una pelle.
8. Conservare in frigorifero la mousse per almeno 2 ore per raffreddare e rassodare.

Per servire:

1. Poco prima di servire, guarnire la mousse vegana di avocado al cioccolato con frutti di bosco freschi o frutta a fette se lo si desidera.
2. Puoi anche completarlo con una cucchiaiata di panna montata vegana o panna montata al cocco per un'indulgenza extra.
3. Per aggiungere consistenza e sapore, cospargere la noce di cocco grattugiata o il cioccolato fondente grattugiato sulla mousse.

# Marina Maranza

## *Note legali e disclaimer*

Milton Keynes UK
Ingram Content Group UK Ltd.
UKHW020909201123
432908UK00020B/2990